한방 전문의와 함께하는 중풍 Q & A

한방 전문의와 함께하는

중풍 Q & A

경희대학교 경희의료원 한방병원 2내과_ 김영석 · 조기호 · 문상관 · 정우상

경희대학교 동서신의학병원 중풍 · 뇌질환센터_ 배형섭 · 고창남 · 박정미 · 박성욱

한방 전문의와 함께하는 중풍 Q & A

첫째판 1쇄 인쇄 | 2007년 4월 5일
첫째판 1쇄 발행 | 2007년 4월 10일

지 은 이 김영석, 조기호, 문상관, 정우상
배형섭, 고창남, 박정미, 박성욱
발 행 인 장주연
편집디자인 이지선
표지디자인 고경선
발 행 처 군자출판사
등 록 제 4-139호(1991. 6. 24)

본 사 (110-717) 서울특별시 종로구 인의동 112-1 동원회관 BD 3층
Tel. (02) 762-9194/5 Fax. (02) 764-0209
대 구 지 점 Tel. (053) 428-2748 Fax. (053) 428-2749
광 주 지 점 Tel. (062) 228-0252 Fax. (062) 228-0251
부 산 지 점 Tel. (051) 893-8989 Fax. (051) 893-8986

www.koonja.co.kr

* 파본은 교환하여 드립니다.
* 검인은 저자와의 합의 하에 생략합니다.

ISBN 89-7089-901-4
ISBN 978-89-7089-901-5

정가 13,000원

한방 전문의와 함께하는 중풍 Q & A_

저자약력

" 책을 쓴 저자 8명은 모두 경희대학교 한의학과를 졸업하고 同 대학원에서 한의학 박사학위를 취득하였다. 그리고 경희대학교 부속 한방병원에서 전공의 과정을 거친 한방내과전문의들로서, 현재 모교에서 교수로 재직하고 있다. "

• 배 형 섭 교수

대한한방내과학회, 대한중풍학회 회장과 경희대학교 부속 한방병원 2내과 과장 및 주임교수를 역임하였으며, 현재 경희대학교 동서신의학병원 중풍 · 뇌질환센터 센터장으로 있다.

• 김 영 석 교수

대한한의학회장을 역임하였으며, 중국 성도 중의약대학 객원교수, 경희대학교 부속 한방병원 중풍 센터 소장, 2내과 과장 및 주임교수를 거쳐 현재 경희대학교 한의과대학 학장으로 있다.

• 조 기 호 교수

대한중풍학회 부회장을 역임하였으며, 일본 신경과학회 정회원으로 일본 토야마국립의과대학 화한진료학교실 연구교수를 거쳐 현재 경희대학교 부속 한방병원 2내과 과장 겸 주임교수로 있다.

• 고 창 남 교수

대한중풍학회, 대한한의학회 기획총무이사, 국제화하의약학회 부회장 및 경희대학교 강남경희한방병원의 진료부장을 역임하였으며, 현재 동서신의학병원 한방병원 진료부장으로 있다.

• 박 정 미 교수

대한중풍학회 홍보이사를 역임하였으며, 북경 중의연구원 및 북경중일우호의원 연수, 포천중문의과대학교 부교수를 거쳐 현재 동서신의학병원 중풍 · 뇌질환센터에 있다.

• 문 상 관 교수

대한중풍학회 간행이사, 대한한방내과학회 학술위원, 대한한의학회 편집위원으로 활동하고 있으며, 현재 경희대학교 부속 한방병원 2내과에 있다.

• 정 우 상 교수

대한중풍학회 편집위원으로 포천중문의과대학교 조교수를 역임하였으며, 현재 경희대학교 부속 한방병원 2내과에 있다.

• 박 성 욱 교수

대한중풍학회 편집위원으로 경희대학교 강남경희한방병원진료교수를 거쳐 현재 동서신의학병원 중풍 · 뇌질환센터에 있다.

한방 전문의와 함께하는 중풍 Q & A_

책을 내면서...

65세 인구가 전체 인구의 7%를 넘는 고령화 사회로 2001년에 진입한 우리나라는, 2006년 현재 평균 연령이 남성 75.1세, 여성 81.9세로 전 세계에서 48위를 차지하고 있다. 그러나 실제로 활동을 하며 건강하게 지낸 기간을 나타내는 건강수명은 2006년 현재 남성이 64.8세, 여성이 70.8세로서 전 세계에서 51위를 차지하고 있어, 고령화에 동반되는 질병에 대한 예방 내지 치료가 절실한 실정이다. 2004년도 발표된 한국인의 질병부담률을 살펴보면 50세 이후에는 중풍이 단연 으뜸을 차지하고 있다. 즉 우리들은 적어도 인생의 중반기를 넘기면 중풍에 대한 걱정을 가장 많이 하면서 산다는 사실을 알 수 있다. 암이 우리들의 삶을 빼앗아가는 질병의 수위를 차지한다고 하더라도 실제로 우리들은 암보다도 중풍에 대한 걱정이 앞선다. 갑작스럽게 닥치는 당황스러움, 사회생활에서의 부적응, 장기간에 걸치는 투병 생활 등이 우리들을 공포로 몰아가고 있다. 한편 잘 못 알려진 면도 많이 있다. 알고 보면 고령화 사회에서는 중풍이 피해 갈 수 있는 것이 아니라, 친구처럼 사귀면서 살아가야하는 생로병사의 한 사이클에 놓여 있음도 알게 해 준다.

우리나라에서 이와 같은 중풍에 대한 의료적인 접근은 양방보다도 한방에서 크게 한 부분을 이루고 있는 것이 현실이다. 2007년 2월 현재 전국에 154개의 한방병원이 있는데, 여기에 입원하고 있는 환자 중 가장 높은 비율을 차지하고 있는 것이 중풍환자이다. 이런 현실 속에서 중풍관련 학회지로서 권위가 있는『Stroke』라는 국제지에 1997년 28호에 한국에서의 중풍환자들의 의료기관 이용에 관한 논문이 실려, 중풍에 대한 한방의 역할이 논의되기도 하였다. 중풍에 대한 일반인들의 인식이 낮은 나라라고 폄하할 것이 아니라, 전통의학이라는 것은 한 나라가 가지고 있는 문화, 관습, 역사, 식생활, 환경 등과 같은 여러 배경을 안고 있다는 사실에서 접근하여야 할 것이다. 글로벌 사회에서 글로벌라이제이션(globalization)이 전부가 아니다. 글로벌라이제이션에 로컬을 가미한 글로컬리제이션(gloculization)이 현실적으로 맞다. 전통의학이 없는 미국을 비롯한 유럽에서 요즈음 각국의 전통의학에 대한 이해를 깊이 하고자 하는 이유가 있다. 우리보다 서구화를 먼저 추구하면서 전통의학의 의사제도 조차 없애버린 일본이 국가 차원에서 2005년부터 대학의학 교육에서 전통의학을 필수 과목으로 하였다. 한양방의 갈등이 갈수록 더해가는 우리의 실정이 새삼 안타까운 실정이다.

최근에 들어와서 양방에서의 중풍에 대한 파상적인 공세는 가히 상상을 초월하고 있다. 중풍의 치료는 시간 게임이라는 사실, 그리고 50세가 넘어가면 아스피린을 먹어야 된다고 대대적인 홍보를 하고 있는 것이 현실이다. 그만큼 한방의 입지는 줄어들고 있으며, 한방의 역할이 새삼 도마 위에 올리어져 폄하되고 있다. 예를 들면 전통적으로 사용하고 있는 우황청심환 조차 먹지 말라고 하고 있는데, 사실은 우황청심환에 문제가 있는 것이 아니라, 중풍 발생 후에 생기는 연하작용의 불완전함으로 일어날 수 있는 폐렴 합병증이 걱정이다. 이 경우에는 입으로 먹이는 모든 것을 금기시키는 것이지, 우황청심환을 먹이지 말라고 해서는 안 되는 것이다. 또 다른 예를 들면 혈액응고방지제인 와파린을 복용하는 경우 금기사항에 한약과 침을 크게 부각시키고 있다. 일부 한약들이 와파린의 적절한 농도유지에 영향을 미치는 것은 사실이나, 그렇다고 하여 이것은 어디까지나 주의사항이지 금기사항은 될 수 없는 것이다. 육식을 주로 하는 서구인들과 달리 채식위주의 우리나라 사람들이 거의 20년 이상 아스피린을 복용하여야 된다는 사실도 소화기능에 엄청난 부담을 주는 것만은 틀림없다. 알고 보면 중풍을 예방할 수 있는 비율도 기껏해야 30%를 넘지 않는 것이 현실이다. 그리고 고령자들의 미미한 다발성 뇌경색인 경우에는 한방치료 위주가 예후에 훨씬 도움이 된다는 사실을 우리들의 임상경험에서 객관적으로 확인할 수 있다.

그렇다고 우리들이 민족의학을 외치면서 한방의 우월성만을 강조하고자 하는 것은 더더구나 아니다. 침의 효능이 위급함에서 구해주는 신비로운 차원이 아니라, 재활측면에서 더 많이 도움이 된다는 사실을 인식하고 있다. 아직도 일부 연구논문에서 논란거리로 지적되고 있다는 것도 알고 있다. 의료경제성, 편리성, 효능을 고려한 청혈단을 개발하여 아스피린을 대체하는 한국형 아스피린으로 삼고자 근거자료도 구축 중에 있다.

근거중심의학으로 접근하지 않으면 아무리 좋다는 치료법도 사장된다는 엄격한 의료경쟁 논리에 익숙하여 있다. 우리들이 몸담고 있는 곳이 간판은 한방병원이지만 그 내용은 동서협진체제로 움직이기 때문에, 동서양 두 의료에 대하여 많은 지식을 가지고 있지 않으면 안 된다. 그래서 우리들은 최근에 들어 와서 동서의학이라는 주제를 가지고 많은 과제를 진행하였으며, 동서 두 의학의 바람직한 공존을 모색하는데 많은 정열을 쏟고 있다. 임상시험의 방법론에 관한 지식은 제주대학교 의과대학 예방의학교실 배종면 교수, 약물개발에 대해서는 경희대학교 약학대학 미생물학교실 김동현 교수, 한방약제부 김남재 박사에게서 각각의 도움이 컸다.

2006년 6월에는 1971년 경희의료원이 개원한지 근 35년 만에 경희 제2의료원이라고 할 수 있는 경희대학교 동서신의학병원이 상일동에 개원하였다. 이 새로운 병원의 중풍뇌질환센터는 같은 공간 속에서 한방2내과와 함께 신경과, 신경외과, 재활의학과가 공동으로 진료하는 형태로 개원하였다. 말 그대로 새로운 패러다임, 즉 신의학으로 시작한 진료의 동서협진체계로 운용되게 되었다. 스텝도 경희의료원 한방병원 제2내과와 같은 4명으로 규모 있게 출발하였다. 이를 계기로 하여 오늘날 우리들이 한방에서 치료하고 있는 내용들을 있는 그대로 일반인들이 알기 쉽게 책을 펴내자는데 의견을 같이 하게 되었다. 그것이 결정된 것이 늦더위가 가시지 않은 작년 8월 25일, 물 맑고

산 깊은 포천의 여우재 산장에서 였다. 그러나 일의 진척은 더디었다. 왜냐하면 한방을 일반인들이 알기 쉬도록 쓴다는 일, 8명에 이르는 저자들의 의견 일치를 모은다는 일이 생각보다는 몇 편의 논문 쓰는 작업보다 더 어려웠다. 그러나 다행스럽게도 많은 임상 데이터베이스를 가지고 있었는데, 2004년에 우리들이 만든 『오늘의 한방중풍치료』(서원당출판사)가 바로 그것이다. 1990년 후반부터 햄버거 한쪽 먹으면서 전 의국원들이 밤새 토론하면서 이룩한 업적이다.

1차적으로 초고는 중풍의 정의 · 원인 · 증상은 고창남 교수, 치료편은 박정미 교수, 중풍의 후유증은 문상관 교수, 합병증과 중풍의 예방은 정우상 교수, 진단과 침구치료는 박성욱 교수가 내용을 각각 집필하였다. 이 초고를 가지고 우리 8명의 저자들과 군자출판사의 박현숙 부장, 이지선 씨와 함께 수많은 의견 조율과 독회를 거친 뒤 어설프지만 오늘 선을 보이게 되었다. 이 과정에서 박 정미교수가 간사로 처음부터 끝까지 수고하여 주었다.

우리들은 이것이 또 하나의 시작이라고 생각하고, 한의학이라는 중심에서 벗어나지 않으면서 시대에 걸 맞는 의학을 구축해 나갈 것이다.

2007년 2월

기획 · 편집을 책임진 조기호가
다른 저자들의 뜻을 모아 대표로 쓰다.

한방 전문의와 함께하는 중풍 Q & A_

목차

한방 전문의와 함께하는

중풍 Q&A

제1장

중풍은 어떤 병인가요?

제1장_ 중풍은 어떤 병인가요?

1. 나이가 들면 중풍이라는 질환이 잘 걸린다는데, 실제 우리나라에서는 발병률이 얼마나 되나요?

우리가 흔히 중풍中風이라고 하는 것은 뇌혈관질환의 하나인데, 양방에서는 뇌졸중이라고 하였습니다. 2001년(의학용어집 제4집, 2001)부터 통일된 용어로 뇌중풍이라고 하고 있으나, 여기서는 한방 용어인 중풍으로 통일하여 사용 하겠습니다.

통계청 사망통계연보 : 매년 1월 1일부터 12월 31일까지 우리 국민의 정확한 사망원인 구조를 파악하여 국민복지 및 보건의료정책 수립을 위한 기초자료로 활용하기 위하여 연보를 발행합니다. http://meta.ndso.go.kr/metasearch/

중풍中風은 어느 나라에서나 주요 사망 원인이며, 장애를 일으키는 원인 질환 중에서 1위를 차지합니다. 우리나라에서는 매년 10만 명 정도의 중풍 환자가 새로 발병하고 있습니다. 표 1에서도 보듯이 중풍(뇌혈관질환)이 가장 높은 것으로 나타났습니다.

표 1. 우리나라 주요 사망원인(1997~2004)

	남 자	여 자	전 체
1위	암(폐암, 간암, 위암)	암(위암, 폐암, 간암, 유방암)	암(폐암, 위암, 간암, 유방암)
2위	순환기계 질환 (뇌혈관질환, 허혈성심질환, 고혈압성질환)	순환기계 질환 (뇌혈관질환, 허혈성심질환, 고혈압성질환)	순환기계 질환 (뇌혈관질환, 허혈성심질환, 고혈압성질환)
3위	호흡기계 질환(폐렴)	호흡기계 질환(폐렴)	호흡기계 질환(폐렴)
4위	소화기계 질환(간질환)	소화기계 질환(간질환)	소화기계 질환(간질환)
5위	당뇨병	당뇨병	당뇨병
6위	사고사(자살, 교통사고)	사고사(자살, 교통사고)	사고사(자살, 교통사고)

• 뇌혈관질환 : 중풍이 포함되어 있음.
• 허혈성심질환 : 협심증, 심근경색이 포함되어 있음.

〈자료출처 : 통계청 사망통계연보, 1997~2004〉

2. 70세 되신 시골에 할아버지가 계시는데, 얼마 전에 쓰러져서 병원에 입원하였다고 들었습니다. 중풍이 왔다고 하는데, 좀 더 자세한 설명을 듣고 싶습니다.

한방에서 중풍이란 '사람이 갑작스럽게 바람을 맞게 되고, 갑자기 쓰러지고, 잡자기 벙어리가 되고, 정신이 혼미해지고, 눈과 입이 삐뚤어지고, 손발을 마음대로 쓰지 못하고, 의식이 혼미해지고, 말을 더듬고, 목에서 가래가 몹시 많아지고, 사망에 이르는 증상' 등이 나타나는 것이라고 했습니다. 2005년 우리 저자들을 포함하여 한방 중풍 전문가들이 모여서 중풍에 대한 새로운 정의를 내렸는데, "중풍이란 뇌혈관의 순환장애로 인한 국소적인 신경학적인 결손(손상)을 나타내는 뇌혈관 질환을 포함하는 것으로 의식이 없는 상태人事不省, 한쪽 또는 양쪽의 손발이 마비된 상태手足癱瘓, 입과 눈이 삐뚤어진

> **중풍이란 무슨 병인지에 대해서** 자세하게 설명하였으며, 원인, 효과, 예방, 치료 등에 대해서 좋은 정보를 제공해줍니다.
> http://www.om2im.or.kr,
> http://www.khnmc.or.kr

것口眼喎斜, 말이 둔하거나 약간 힘들면서 심하면 전혀 말을 못하는 상태言語蹇澁, 한쪽만 저리고 시리고 아픈 증상偏身痲木 등의 임상증상을 나타내는 병증이다"라고 하였습니다.

중풍 'stroke' 'brain attack'에 대한 해부학적인 설명, 원인, 증상, 예방, 고혈압 조절, 콜레스테롤 조절, 금연 등 중풍예방에 대해서 간략하게 설명하고 있습니다.
http://www.om2im.or.kr
http://www.khnmc.or.kr
http://www.nlm.nih.gov./medlinepous/tutorials/preventingstrokes/hp139101.pdf

3. 옛날부터 왜 중풍이라고 부르게 되었는지, 그 이유를 들려주세요.

한방에서는 자연의 기후나 계절에 나타나는 변화를 인체에 그대로 적용하였는데, 그래서 나온 말 중에 하나가 '자연을 대우주라고 하고 인체를 소우주'라고 말한 것입니다. 이는 자연의 변화현상이 인체에도 똑같이 나타난다는 것으로 한방에서의 대다수 병명도 이와 연관을 지어서 명명하였습니다. 우리의 일상생활 경험으로 비추어 볼 때, 바람은 단순한 바람으로 생각해왔지만, 의학적으로 보면 소통이 안 되는 곳이 없고, 다양한 변화를 가지고 있으며, 눈에 보이지도 않으며, 강풍 또는 태풍처럼 갑자기 몰아치기도 하다가 곧 잠잠해지기도 하는 성질을 가지고 있습니다. 자연의 여러 가지 바람 중에서도 갑자기 태풍과 같은 바람이 불어서 나무가 쓰러지고 나무의 뿌리가 뽑히고 가지가 분질러지는 것을 인체에 비유한 것입니다. 그래서 글자의 의미를 살펴보면, 중中은 적중한다, 맞았다는 뜻이고, 풍風은 바람이라는 뜻이 있습니다. 그래서 "바람에 적중하였다", "바람에 맞았다" 혹은 "바람 맞았다"라고 하여 중풍中風이란 질병을 비유하였습니다.

4. 어른들은 쓰러지면 무조건 중풍이라고 하였고, 양방병원에 가서 진단하면 뇌졸중이라고하는데, 중풍과 뇌졸중은 같은 병인가요?

일반적으로 뇌졸중은 뇌腦가 갑자기卒 맞았다中로 해석됩니다. 영어 병명으로는 스트로크Stroke, 뇌혈관질환C.V.A _Cerebrovascular disease, 마비Apoplexy 라고 하고, 우리나라에서는 뇌중풍 또는 뇌졸중이라 표현하였습니다. 이는 갑작스럽게 후려친다는 의미로서, 한 예로 갑작스런 교통사고처럼 치명적이거나 심지어 심신장애를 가져오는 것과 같다고 할 수 있습니다. 그래서 뇌졸중이란 갑작스럽게 발병하고 의식장애를 동반하며, 운동마비를 포함한 신경학적인 증후군에 대한 임상적 개념이라 정의하였습니다.

한의학에서 정의한 중풍과 뇌졸중은 임상증상을 보면 매우 비슷한 질환을 나타낸다고 할 수 있습니다.

5. 중풍에는 넓은 의미도 있고, 좁은 의미도 있다는데?

한방에서 중풍은 넓은 의미로 보면 외부로 부터 손상을 받아서 나타나는 질환인 뇌의 경막에 출혈이 되어 피가 고여 있는 경우(경막하혈종), 뇌혈관질환으로 뇌혈관이 터진 경우(뇌출혈), 뇌혈관 내에 피 덩어리가 막아서 막힌 경우(뇌혈전증), 심장의 부정맥이나 판막질환으로 피 덩어리가 혈관을 타고 돌아다니다가 뇌의 혈관을 막아 버린 경우(뇌색전증), 일시적으로 뇌에 혈액순환이 되지 않아서 나타나는 경우(일과성뇌허혈), 뇌의 지주막에 출혈이 된 경우, 즉 뇌의 혈관에 꽈리같은 기형이 있어 꽈리가 터져서 나타나는 경우(지주막하출혈), 뇌의 동맥과 정맥의 기형이 있는 경우(동정맥기형) 등의 뇌혈관질환과 감염질환으로 파상풍 유사질환까지를 포함한 의미라고 할 수 있습니다. 이는 증상이 비슷하여 여러 가지 질환을 포괄한 의미라고 할 수 있습니다. 좀 더 구체적으로 좁은 의미에서 중풍이 뇌혈관질환 중에서도 뇌졸중과 비슷한 의미를 가지고 있습니다.

6. 중풍이 발병하여 병원에서 검사를 해보니 의사선생님이 예전에도 있었다고 말씀하셨는데, 중풍이 발병하기 전에 미리 알 수 있는 증상이 있으면 알려 주세요.

중풍이 나타나기 전에 미리 환자가 느끼는 증상을 중풍 전조증이라고 하는데, 역대 한방의서에서 가장 많이 언급하고 있습니다. 저자들의 연구를 보면 상지와 하지의 운동 및 감각의 변화, 근육의 불수의적인(내 의지와 상관없이) 운동, 두통, 뒷목이 뻣뻣한 경우項强, 어지러움 등의 머리와 목 부위의 변화, 심신(몸과 마음을 나타낸 것으로 정신적인 스트레스에 의한 제반 질환)의 변화, 입과 눈이 삐뚤어진 경우口眼喎斜 등의 빈도를 언급하였습니다(표 2 참조). 하지만 이렇게 중풍이 발생 전에 나타나는 증상은 중풍으로 인식이 되지 않고 일반적인 증상의 하나로 그냥 지나치는 경우가 매우 많으므로 평소와 다른 증상이 나타난다면 꼭 적극적인 진료를 받는 것이 필요합니다.

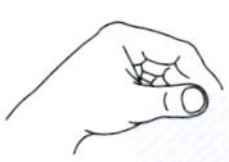

중풍예방에 대해서 미리 체크해 보십시오. 당신이 환자라고 생각하시고 묻는 질문에 답해서 지금 자신이 얼마나 중풍에 대해서 알고 있는지, 아니면 중풍에 대해서 예방을 하고 있는지 등에 대해서 궁금한 것이 있다면 중풍 예방에 대한 정보를 얻을 수 있습니다.
http://www.nlm.nih.gov/medlineplus/tutorials/preventingstrokes/htm/lesson.htm
http://www.om2im.or.kr
http://www.khnmc.or.kr

표 2. 중풍의 발병전에 나타나는 증상

부위별항목	증상	24시간 이내(%)	2일~1주(%)
머리와 얼굴 부위의 변화	두통 및 머리무거움頭重	17.8	15.8
	어지러움	9.2	12.8
	목이 뻣뻣함項强	9.9	13.8
	눈이 침침함眼昏	6.9	13.8
	귀에서 소리남耳鳴 소리가 잘 안 들림耳聾	1.9	3.9
	언어장애 혹 삐둘어짐喎斜	24.7	13.9
	입 주위에 침흘리는 증상口角流涎 혹 하품	16.8	11.9
가슴과 배 부위의 변화	가슴이 답답함胸悶 혹 번조(가슴이 답답해서 어쩔줄 모르는 증상)	11.9	8.9
	속이 메스꺼움惡心 혹 구토	8.9	5.9
	소화 및 복부의 변화	4.9	6.9
	대변 혹 소변의 변화	8.9	5.9
사지의 변화	한쪽의 소력 혹 감각변화	31.6	18.8
	한쪽 하지의 소력 혹 감각변화	26.7	20.7
	엄지와 검지의 운동이나 감각 변화	19.8	12.8
	근육의 불수의적 운동	4.9	3.9
	땀의 변화	5.9	11.9
심신의 변화	수면이나 기억력의 변화	18.8	9.9
	정서의 변화	13.8	8.9
발병 1주일 이내의 생활의 변화	여행		11.9
	조문 혹은 밤샘작업		9.9
	과로		25.7
	정신적인 자극(스트레스)		32.7
	새로운 운동의 시작		3.8
	음주		2.8
	이사		0.9

7. 위의 설명을 들으면 너무 증상이 많아 진짜 중풍인지 구별하기가 매우 어려운데 좀 더 자세하게 설명해주세요.

우선 중풍인지 아닌지를 구별하는 것은 매우 중요합니다. 왜냐하면 검사방법, 치료법과 약물이 달라지기 때문입니다. 물론 전문의사라면 당연히 검사를 통해서 구별할 수 있겠지만, 그렇지 못한 일반인들이 진단하기는 쉽지 않습니다. 그래서 여기서는 중풍이 아닌데, 중풍처럼 보이기 때문에 혼동할 수 있는 경우나 증상에 대해서 설명하고자 합니다.

여러분은 이럴 때 어떻게 하겠는가? 미국의 경우에는 바로 911을 부릅니다. 갑작스럽게 감각이 둔한 경우, 또는 특별이 인체의 한쪽에 얼굴, 팔, 다리가 힘이 없을 때, 갑자기 정신이 혼미하고, 말이 둔하고 말을 이해하지 못하는 경우, 갑자기 한쪽 또는 양쪽 눈이 잘 안 보이는 경우, 잡자기 걷기가 어렵고, 어지러우면서, 균형을 잡지 못하는 경우, 갑자기 알 수 없는 원인으로 머리가 심하게 아픈 경우 등이라고 하였습니다.
http://www.ninds.nih.gov/disorders/stroke/stroki-bookmark.htm
http://www.om2im.or.kr
http://www.khnmc.or.kr

- 더운 여름에 운동장에서 조회를 하는데, **매우 더운 날이라 친구가 갑자기 쓰러져서 병원에 실려갔어요.** 이것도 중풍인가요?

보통 '더위 먹었다' 고 하는데, 여름에 너무 더운 기온으로 인하여 쓰러지는 질환을 중서中暑라고 합니다. 중풍과 다른 점은 갑자기 의식이 없고 손발이 차진다는 것이고 의식이 깨어나면 팔다리 마비증상이 없는데, 중풍은 의식은 있으면서 손발이 따뜻하고 마비가 잘 풀리지 않는 점입니다.

- **음식을 먹고 얼마 후에 갑자기 쓰러진 분**을 본적이 있는데, 병원에 가서 치료받고 나니 정상인과 다름없던데요. 그것도 중풍인가요?

음식의 절제 없이 마구 먹음으로 인해서 쓰러지는 증상을 식중食中이라고 하고, 음식만 먹으면 소화가 잘되지 않거나 소화력이 약해서 손발이 차지고 심하면 의식이 없는 증상이 나타나는 것을 식궐食厥이라고 합니다. 이것은 중풍과 달리 음식소화를 잘되게 하면 좋아지는 질환입니다.

- **무섭거나 이상한 것을 보고 놀라 쓰러진 것**을 어른들은 기절했다고 하던데, 이것은 중풍과 다른 건가요?

나쁜 기운에 감염되거나, 갑자기 이상한 것을 보고서 크게 놀라거나 하면 갑작스럽게 손발이 차고 안면이 창백해지면서 정신이 혼미하거나 머리가 어지럽고 말에 두서가 없는 증상을 오중惡中이라고 합니다. 마음이 약하거나 겁이 많고 성격이 예민한 사람들에게서 주로 나타납니다.

- 낚시하러 갔다가 텐트 속에서 잠을 잤는데, **너무 차가워서 깨어보니 팔이 마비된 경우**를 봤는데, 이것은 중풍이 아닌가요?

평소에 감기에 잘 걸리거나 몸에 따뜻한 기운이 부족하면 체온은 정상이라 하더라도 매우 몸이 차고 갑자기 추운 날씨나 찬 곳에 오래 있어서 갑자기 쓰러지는 증상이 나타난 것을 한중寒中이라고 합니다. 습기가 많은 기후 또는 습지에 살거나 혹은 안개나 서리가 많은 곳에서 잠을 자거나 또는 장기간 수중작업을 하여 나타나는 증상을 습중濕中이라고 합니다. 양방에서는 이것을 신경압박이라고 하는데, 이는 인체 어느 부위를 막론하고 변형에 의한 신경압박이 일어나며 이는 일상생활을 통한 정상적인 움직임이 상실되거나 소실되는 상태에 이른 것을 말합니다. 몸의 한쪽만 치중한 운동으로 자세가 뒤틀려 어깨 동통, 허리 다리의 동통을 호소하는 경우도 흔히 볼 수 있습니다. 또 장시간에 걸친 고스톱 놀이, 골프를 준비 운동 없이 했을 때, 그리고 옆으로 누운 자세를 한 채 다리를 꼬고 잠을 잤을 때, 엎드려 잠을 잤을 때 등과 같이 스스로 인위적인 발병을 자초하는 일도 흔히 보는 사례들입니다.

● 옆집에 친구 엄마 아빠가 **싸워서 엄마가 갑자기 쓰러져서 병원에 실려 갔습니다.** 병원에서 모든 검사에서 이상이 없다는데...

보통 화가 나서 이기지 못하는 경우, 또는 성질을 너무 지나치게 내거나 자주 내게 되면 심장의 기능이 허약해져서 갑자기 졸도하게 되는데, 이때는 온몸이 싸늘해지고 사지가 차가와지며, 입을 꼭 다물고 맥도 가라앉고 늦은 맥이 뛰는 증상이 나타나는데, 이를 화중火中이라고 합니다. 또 보통 기절했다고 많이 말하는 것으로, 정신적으로 지나치게 신경을 쓰거나 이기지 못하여 쇼크처럼 쓰러지는 경우를 말하는데, 이때 몸이 차면서 입에는 가래가 없고 가라앉는 맥이 나타나면서 의식이 없는 것을 중기中氣라고 합니다. 이 중기증을 중풍과 비교해보면, 중풍은 대부분 의식이 있으며 심한 경우에만 의식이 없습니다. 이 증상은 쓰러지면 몸이 차고 의식이 없다는 것이 중풍과의 차이점입니다.

● 너무 **지나치게** 정신적으로나 육체적으로 **과로하게 되면 중풍이 오나요?**

지나치게 정신적으로나 몸이 허약하거나, 지나친 성관계를 많이 함으로써 몸에 꼭 필요한 정기(에너지)가 지나치게 약하게 되어 갑자기 의식이 없거나 갑자기 쓰러지는 증상이 나타나는데, 이를 허중虛中이라고 합니다.

● 원인은 잘 모르겠지만 **갑자기 쓰러지면서 손발이 너무 차게 되는 경우**를 보게 되는데, 이것도 중풍인가요?

갑자기 쓰러진 점은 중풍과 유사하나 눈과 입이 삐뚤어지거나 한쪽 팔다리가 움직이지 못하는 마비증상이 없이 손발만 차지는 경우는 궐증厥證이라고 하는데, 이는 중풍의 특징적 증상이 나타나지 않는 것으로 구별이 됩니다.

● **갑자기 쓰러지더니 몸이 뻣뻣해진 경우**를 본적이 있는데, 이것도 중풍인가요?

몸이 경직되고 등뼈가 뒤로 젖혀지며 목이 뻣뻣하고 몸은 뜨겁고 손발은 차면서 입을 깨물고, 부들부들 떠는 증상을 경병痙病이라고 합니다. 이것은 간질발작하고도 구별이 되는 질환입니다.

● 감기처럼 추웠다 더웠다하면서 **몸이 긴장 되고 몸이 강직 되는 경우**가 있는데, 이것도 중풍인가요?

때로는 몸이 추웠다 더웠다하고, 입 주위 턱을 약간 긴장하다가 나중에 갑자기 입을 다물어 입술이 조여들며, 몸에 강직이 오고 허리가 활처럼 휘게 되며 온몸이 아픈 증상을 파상풍破傷風이라 합니다.

● 친구 중에 다리가 약해지고 감각도 무디어져 가고 가늘어지면서 나중에 **다리에 힘이 없어 걷지 못하는 경우**가 있는데, 이것도 중풍인가요?

근육과 맥이 마비되거나 이완되어 아프고 시린 것을 알지 못하며 다리를 쓰지 못하는 것을 위벽痿躄이라고 합니다.

● **어른들이 손발이 떠는 것**을 보고 풍이 왔다고 하는데, 이것도 중풍인가요?

손발이 떠는 증상에는 여러 가지가 있습니다. 술을 지나치게 많이 마셔서 중독이 되는 경우, 집안이 유전적으로 떠는 경우, 마음이 너무 약해서 아니면 놀래서 떠는 경우, 뇌퇴행성 질환 중에 파킨슨씨병이 있는데, 이 질환은 손발이

우리가 생각하고 있는 동작을 수행하기 위해서 필요한 것은 근육의 힘뿐만 아니라 정확한 거리감 그리고 근육의 힘의 세기를 조절하는 능력입니다. 이중에 어떤 한가지의 이상이 있어도 정상적인 동작을 취할 수 없습니다. 그중에서 파킨슨씨병은 근육들의 힘의 세기를 조절하는 신경의 이상으로 발생합니다. 그 결과 몸의 여러 근육들이 시간적으로 조화를 이루며 이완되고 수축되어야 하는데 그렇지 못하기 때문에 오히려 정상적인 동작마저 방해를 받게 되는 것입니다.

http://bestpharm.com.ne.kr/impact98/ac03.htm
http://www.om2im.or.kr
http://www.khnmc.or.kr

떨리며 동작이 점점 느려지고 몸이 뻣뻣해져서 걷는 것이 꾸부정하고 자연스럽지 못합니다. 수년에 걸쳐서 서서히 나빠지는데, 우리나라에서도 적지 않는 환자들이 이를 중풍으로 잘못 알고 있습니다.

어지러우면 사람들은 흔히 빈혈 때문이라고 추측하지만 실제 빈혈에서는 어지럼증이 비교적 드뭅니다. 어지럼증은 신경계에 속하는 전정계의 기능장애로 나타나는 증상인데, 주위가 빙빙 돌고 비틀거리면서 구역질이나 구토를 동반합니다.
http://www.neuro.co.kr
http://www.om2im.or.kr
http://www.khnmc.or.kr

● **어지러우면서 속이 메스껍고 울렁거리는 증상**이 나타나는 것도 중풍의 신호인가요?

어지럼증은 여러 질환으로도 나타날 수 있는데, 속귀의 전정기관에 의한 대표적인 질환이라고 할 수 있습니다. 이는 갑작스런 어지럼인데, 이때 환자는 세상이 빙글빙글 도는 것처럼 어지러워 꼼짝 못하고 누워있습니다. 이 경우에 고개를 움직이면 더욱 증세가 심해지며, 구토증이 같이 나타납니다. 대체로 수시간에서 수일 내에 좋아지지만 후에 증상이 재발할 수 있습니다. 이러한 증상이 중풍의 어지러움과 다르며, 어지러움과 구토가 심하다면 우선 전정기관 질환일 가능성이 매우 높다고 할 수 있습니다. 그러나 급성기 중풍도 이렇게 시작할 수도 있으므로 정확한 진찰을 받는 것이 좋습니다.

편두통은 혈관성 (vascular) 두통 중 가장 흔한 형태로, 인류사회가 시작될 때부터 알려졌던 병이며, 어원은 'Hemicrania'라는 희랍어에서 유래하고 있습니다. 편두통은 남녀노소 할 것 없이 어느 누구에게나 생길 수 있습니다. 미국의 한 연구보고에 의하면 전체 여자의 15~30%, 남자의 3~13%가 편두통을 가지고 있으며, 청소년 연령에서도 편두통을 관찰할 수 있는데 성별에 차이 없이 약 5% 정도의 발생률을 보인다고 합니다. 우리나라에서는 아직 편두통에 대한 역학적 연구통계가 없어 확실치 않지만, 편두통은 전 세계의 어느 인종에게나 흔한 것으로 보고되어 있어 우리나라도 서양인들의 편두통의 유병률과 별로 다르지 않게 흔할 것으로 추측됩니다.
http://www.headache.or.kr/headache
http://www.om2im.or.kr
http://www.khnmc.or.kr

● 머리가 항상 아파 **진통제를 수시로 복용**하는데, 중풍이 올까봐 걱정입니다. 두통과 중풍과의 관계에 대해서 말씀해주세요.

편두통은 가끔 수시간 내지 수일간 두통이 지속되며 구토를 수반하게 되는 흔한 질환이며, 이러한 증상은 중풍 등을 의심할 수 있는 중요한 증상으로 생각하고 걱정하는 환자들이 많습니다. 편두통 발작에 수반하여 눈앞이 캄캄해지거나 둘로 보이거나 할 수 있으며, 드물게는 팔 다리의 마비도 수반됩니다. 두통의 강도가 평소보다 유난히 심해졌거나 두통의 양상이 달라졌을 때는 꼭 중풍과의 감별이 필요합니다.

● **눈이 잘 안 감기고 입도 삐뚤어졌는데,** 와사풍喎斜風이 라고 하던데, 이런 경우는 중풍이 아닌가요?

입과 눈이 삐뚤어진 증상을 구안와사라고 하고, 현대적으로는 안면마비라고도 합니다. 중풍과 같이 동반해서 오는 것을 중추성이라 하고, 단순한 입과 눈이 삐뚤어진 경우를 말초성이라고 합니다. 중풍과 같이 동반해서 오는 중추성 안면마비와 달리 다른 증상은 없이 단순히 입과 눈이 삐뚤어진 경우는 말초성 안면마비로 중풍이 아닙니다. 중풍으로 오는 경우는 중풍이 좋아지면 안면마비도 좋아지긴 하나 그래도 후유증이 남습니다만, 말초성 안면마비는 증상은 심하나 초기에 잘 치료하면 후유증이 없습니다.

이 질환은 대개 '벨 마비'라고 하여 '말초성 안면신경마비'로 인한 경우가 대부분으로 한방에서는 '와사풍' 혹은 '구안와사'라고 합니다. 성별이나 연령에 관계없이 발생하므로 어린이나 노인 혹은 임산부에서도 자주 발생합니다. 임상에서 보면 대개 찬바람을 직접 얼굴에 쏘인 후, 찬 바닥에 얼굴을 대고 잠을 자고난 후, 환절기에 감기를 앓고 난 후 귀 뒤쪽이 아프면서 발생되기도 하며, 최근에는 오랜 시간 차문을 열고 운전하는 도중에 발생하였다고 하는 환자들도 있습니다. 갑자기 더워지는 날씨에는 대부분의 사람들이 창문을 열어 놓거나 찬 바닥에 누워 자는 경우가 많으므로 구안와사가 잘 발병할 수 있습니다.
http://www.khmc.or.kr/counsel/sense/hsense/s8-22.htm

● **손발이 저려서 병원에 갔더니** 중풍 검진을 권유받았습니다. 손발저림도 중풍의 증상인가요?

손발저림은 흔히 나타나는 증상인데, 특히 여성에게서 많이 나타납니다. 중풍 초기 증상에서도 저린 감각이 나타날 수 있으나 손발이 저리다고 다 중풍이 오는 것은 아닙니다. 저린감이 있으면서 동시에 한쪽으로 힘이 빠지는 경우에는 중풍 초기 증상일 수 있으므로 빠른 시기에 치료를 해야 합니다. 손발이 아주 저리고 한 곳이 아니라 여기저기 저리는 경우는 다발성신경염이라고 합니다. 다발성신경염은 말초신경이 한곳이 아니라 여러 곳에서 광범위하게 지각신경 및 운동신경의 이상을 특징으로 하는 증후군으로 연령에 관계없이 나타나며, 남자보다는 여자에게 많이 나타납니다. 중풍은 운동마비와 감각신경 마비가 한쪽으로 갑자기 나타나는데, 이 질환은 중풍과 달리 양쪽으로 대칭적으로 서서히 근육의 무력증과 감각이상 등이 나타납니다.

● **팔과 다리가 근육이 위축되고 힘이 없는 증상**도 중풍인가요?

신경의 일시적인 기능 소실을 나타내는 가장 가벼운 증상을 말초신경손상이라고 하는데, 수시간에서 수개월(평균 6~8주)내에 회복되며, 주로 가벼운 압박, 땅기는 것(견인), 타박, 주사가 원인이 되고, 상완신경총 요골신경 정중신경 척골신경에 많이 발병하며, 일과성 압박에 의하여 신경섬유의 국부적 흥분전도의 차단을 초래한 전해질 장애이며, 중풍으로 인한 마비감이나 감각이상과는 다릅니다.

● **뇌에 생기는 암을 뇌종양**이라고 하는데, 이럴 경우에 중풍과 다른 점을 알 수 있나요?

우리의 뇌에서도 종양(암 덩어리)이 생길 수 있는데, 종양은 서서히 자라므로 종양의 위치에 따라 한쪽으로 마비가 오고, 성격에 이상이 생기며, 말을 잘

발목과 무릎 등의 신경장애로 노동력까지 상실하게 되는 난치성 질병인 다발성신경염도 새로운 침구치료법으로 90%의 완치율을 보장하고 있다고 보고하였습니다. 특히 북한고려의학과학원 침구연구소에서는 팔과 다리에 12곳의 경혈에서 나타나는 정보를 통해 어느 부위에 뇌졸중이 발생해 어떤 형태의 마비가 오는가를 미리 예측하는 장치를 만들었다면서 이 장치는 CT에서 발견되지 않은 징후도 사전에 알아낼 수 있다고 소개했습니다.
http://www.donga.com/fbin

말초신경의 손상은 척수 감각신경세포의 과민화를 유도하여 신경병증성 통증을 유발합니다. 최근 연구보고에 의하면 이러한 척수감각신경세포의 과민화에 소교세포(microglia) 활성화가 중요한 역할을 하는 것으로 밝혀졌습니다. 이러한 연구결과에 따르면, 말초신경손상은 척수 소교세포로부터 IL-1β, IL-6, TNF-α 와 같은 염증성 사이토카인의 발현을 유도하고, 이러한 인자들이 감각신경세포에 영향을 미침으로써 통증에 대해서 과민화가 유도됩니다. 반대로 소교세포의 활성화를 minocycline이라는 화학물을 이용하여 억제할 경우, 신경병증성 통증의 발생이 저해됩니다. 하지만 말초신경의 손상이 어떻게 중추신경계 소교세포의 활성화를 유도할 수 있는지는 여전히 풀리지 않는 수수께끼로 남아 있었습니다. 이러한 관점에서 지난 4월 PNAS에 발표된 Dartmouth 의대 DeLeo 박사의 논문은 이러한 말초신경 손상에 의한 소교세포 활성화의 분자기전을 밝히는 중요한 단초를 제공합니다. 말초신경 손상에 따른 소교세포의 활성화가 TLR4에 의해 이루어진다는 사실을 직접적으로 증명합니다.
출처 : Proc. Natl. Acad. Sci. USA 102: 5856-5861, 2005 http://www.biochem.or.kr/sub/catalog.php?mode

못하거나 머리가 아프거나 하는 여러 가지 증상이 서서히 나타납니다. 중풍은 그 증상이 시간이 지남에 따라 조금씩 나아집니다. 물론 뇌영상검사 등으로 정확하게 진단할 수 있지만, 진단하기 전에는 뇌종양을 의심할 수 있는 특징적인 증상으로 두통, 구토, 경련발작이 나타난다는 것입니다.

뇌종양은 인체에 발생하는 전체 종양 중에서 세 번째로 많은 약 10%를 차지하며, 소아에서는 20~40%에 이른다. 국제 인구 통계자료에 의하면 매년 인구 10만 명당 10명 정도의 새로운 환자가 발생하는데, 국내에서는 2500~4500명이 발병하여 현재 뇌종양으로 고통받는 환자는 약 2만 여명으로 추정되고 있습니다.
http://www.braintumor.or.kr/c-2/c-2-1.htm

• **간질 발작**도 중풍 증상인가요?

간질은 여러 가지 형태로 나타날 수 있는데, 가장 흔한 증상은 환자가 갑자기 정신을 잃고 쓰러지면서 사지가 뻣뻣해지고, 손발을 떨다가 입에서 거품 같은 것이 나타나고 잠이 든 후에 깨어나게 됩니다. 이외에도 의식은 있는 상태에서 손발을 떠는 증상, 잠시 경우에 맞지 않는 이상한 행동을 하는 경우 등 간질의 증상은 다양합니다. 간질은 중풍과 달리 수분 후에 정상 상태로 되돌아오며, 이러한 증상이 다시 반복됩니다. 한편 나이가 든 사람이 처음으로 간질을 일으키는 경우, 뇌 안에 그 원인이 있는 경우가 많은데 이중 하나가 중풍입니다. 즉 중풍은 어른 간질의 원인이 될 수가 있습니다.

외래에서 가장 흔히 받는 질문 중의 하나가 우리 집안에는 간질 환자가 없는데 왜 이런 병이 생겼는가 하는 것입니다. 사실 위의 신경세포 이주장애만 보아도 직접적인 유전 질환이 아닙니다. 실제로 유전성이 뚜렷이 있다고 생각되는 간질이 특발성간질인데 이 또한 환자들의 자녀에게서 다시 간질이 나타날 가능성은 6 내지 8% 정도밖에 되지 않습니다. 간질을 단순히 모두 유전 질환이라고 생각하는 것은 잘못된 생각입니다. 성인에게서 처음 나타나는 간질은 유전성 경향이 특히 희박합니다.
http://www.epilia.net/epilepsy/definition.html

주석

1. 지남규 문상관 고창남 조기호 김영석 배형섭 이경섭. 중풍 발병전 제증상에 대한 임상연구, 대한한방내과학회지, 1997;18(2):229~235.

2. 정은정 배형섭 문상관 고창남 조기호 김영석 이경섭 : 청장년층 뇌졸중에 대한 고찰, 대한한의학회지, 2000;21(1):84~90.

3. 김영석 문상관 고창남 조기호 배형섭 이경섭: A comparison between Stroke patients Admitted to Oriental Hospital in the years 1987 and 1994, 제 9회 국제동양의학회 학술대회논문집(9th ICOM), 1998:418~455.

한방 전문의와 함께하는

중풍 Q&A

제2장

중풍은 어떻게 생기나요?

제2장_ 중풍은 어떻게 생기나요?

1. 한방에서 중풍의 원인으로 어떤 것이 있습니까?

질병의 원인을 외부적인 원인外因, 자신의 내부적인 원인內因, 내외적인 요인에 포함되지 않은 원인不內外因으로 나눕니다. 외부적인 원인이란 감기처럼 사계절의 기후변화에 잘 적응하지 못하거나 전염성 질환같이 사람의 몸 밖의 기운에 의해서 생기는 것을 말합니다.

내부적인 원인이란 감정의 변화 또는 스트레스라고 할 수 있는 기쁨喜, 분노怒, 근심憂, 생각思, 슬픔悲, 무서움恐, 놀람驚으로 표현되는데, 이와 같은 것을 일곱 가지 감정을 칠정七情이라고 합니다. 이것이 지나치거나 과도해지면 병의 원인이 되어 변화가 생겨 인체 오장의 균형과 조화를 깨뜨리는 것을 말합니다. 내외적인 요인이란 음식에 의한 손상이나 칼에 상처를 입거나 외상 같은 것, 벌레물린 것 등을 말합니다. 중풍은 내부적인 요인(내인)에 의해서 주로 발병하며, 그 중에서도 바람風, 화열火熱, 기운이 부족하거나氣虛, 피가 부족한 증상血虛, 정상적인 수액대사가 아닌 비정상적인 수액 대사의 산물濕痰, 정상적인 혈액이 아니라 멍이나 피 덩어리瘀血 등 다섯 가지 원인으로 볼 수 있으며, 이러한 주요 원인은 나타나는 증상에 따라 알 수 있습니다. 그런데 특이한 것은 이런 질병의 원인들이 곧 하나의 증후군으로 인식이 됩니다.

예를 들면 바람風은 병의 원인이 되기도 하고 풍으로 나타나는 증후군인 풍증이라고 하여 하나의 진단명이 되기도 합니다.

● 바람이라고 하면 그냥 일상적인 바람으로만 생각했는데, **한방에서 바람은** 무엇을 말하는 것인지 좀 더 자세하게 설명해주세요.

바람風은 외부의 기후변화, 계절의 변화, 환경의 변화 등에 잘 적응하지 못하여 발생하는 외부적인 바람外風과 감정의 변화나 생활습관의 불규칙으로 나타나는 내부적인 바람內風을 의미합니다. 이 때의 바람風의 의미는 변화가 빠르고, 병의 발생 후 진행이 빠르고, 병의 변화가 인체의 상부, 즉 가슴이상에서 주로 나타나며, 중풍의 초기 증상으로는 화火와 함께 작용합니다. 이는 기후변화나 계절적 환경적 요인과 연관이 있는데, 중풍의 타고난 원인을 가진 사람이 심한 찬 기운을 만나면 중풍이 잘 발병합니다. 추운 겨울에 중풍이 많이 발생한 것을 보면 이해할 수 있을 것입니다. 하지만 청장년층 중풍에 대한 연구에서는 15세부터 45세까지의 중풍이 발병한 사람 230명을 대상으로 한 결과에 의하면 3월과 8월이 가장 많았고, 10월 12월 1월 순으로 나타났습니다.

● 어머님이 평소 한방진료를 받아 보면 화火가 많으니, 화를 잘 다스려야 한다는데, **화에 대해서 쉽게 설명**을 부탁드립니다. 화는 무엇을 말하는지요?

화火는 갑작스럽게 열기를 띠고 인체의 진액水液과 인체의 가장 기본이 되는 기운元氣을 소모시키며 위로 올라가려는 성질이 있습니다. 화는 심한 정신적인 스트레스, 지나친 긴장, 오랫동안 스트레스를 참아서 뭉친 화를 심화心火또는 울화鬱火라고 하는데, 이것이 몹시 왕성한 것, 발열성 질환으로 체내의 진액이 부족하여 나타나는 것, 체질적으로 몸에 필요한 따뜻한 온기陽氣가 너무 많아서 나타나는 것 등이 있습니다. 즉 화가 갑자기 왕성하여 이것을 억제하지 못하면 정신이 혼미해지고 팔다리가 마비가 오며 졸도하여 의식이 없는 상태가 되는데, 갑자기 화를 내면 뇌출혈을 일으키는 것과 비슷합니다. 스트레스가 6개월 이상 오래 참아서 지속되면 화병이 되는데, 화병으로 인하여 중풍 발병률을 조사한 결과에서 중풍환자 200명중에 화병으로 진단된 57명을 대상으로 약 28.5%의 유병률을 나타냈습니다. 우리 인체는 인체의 상태를 항상 일정하게 균형을 유지하려는 항상성을 가지고 있는데, 이러한 화로 인하여 항상성이 균형을 잃게 되면 병적인 변화가 초래됩니다. 이 때는 지나친 체온상승, 얼굴에 열이 달아오르는 증상上熱感, 입이 마름, 가슴이 답답함, 정서적인 흥분, 출혈, 소변색이 아주 붉게 나오는 경우 등이 나타나게 됩니다.

● 한방진료에서 몸이 허虛하다고 들었는데, **허하다는 것은 몸이 허약하다**는 의미 같은데, 또 다른 의미가 있습니까?

허虛는 뭔가 허약하다, 비어있다는 의미로서, 인체에 정상적으로 필요한 기운이 약해져 전반적인 기능이 저하된 것을 말합니다. 기운이 부족한 경우氣虛, 피가 부족한 경우血虛, 따뜻한 온기가 부족한 경우陽虛, 몸에 진액이 부족한 경우陰虛를 말합니다. 식사를 제대로 못하고 일에 파묻혀 지낸다거나 하여 기운이 없는 상태氣虛, 장거리 여행으로 인한 심한 피로, 큰 수술을 한 후의 상태, 지나친 노동勞倦傷, 과도한 성생활房勞過多, 심한 출혈 또는 땀을 지나치게 많이 흘린 후의 몸의 상태陽虛, 몸이 찬 경우 등을 말합니다. 이와 같은 원인으로 노년에 기력이 쇠약하여 인체 저항력이 떨어져 쉽게 중풍이 발생할 수 있는 상태를 말합니다.

● 몸이 뚱뚱하면 중풍이 잘 온다고 하는데, **비만도 중풍의 원인**이 되나요?

장마철의 습기나 안개 낀 상태처럼 몸이 무겁고 찌뿌드드하며 끈적끈적하고 둔하여 잘 막히는 성질을 습濕하다고 합니다. 인체 내에서도 병을 일으키는 습은 소화기의 기능장애로 인하여 몸에 필요한 수분이 잘 소통이 되지 않고 몰려있는 것을 말하는데, 이를 습담濕痰, 담음痰飮이라고 합니다. "습이 오래되면 가래痰를 만들고, 담은 열을 만들고, 열은 풍을 만든다"는 중풍이 발병하는 순서가 있는데, 이것은 습한 기운이 가래를 만들기 쉽고, 가래가 모이면 담이 모여 열이 생기고, 이 열이 원인이 되어 중풍이 발병한다는 것이 한방의 중요한 이론입니다. 뚱뚱하면 중풍이 잘 발병한다는 사상체질과도 연관이 있는데, 이 체질은 외관상 비만하고, 소화가 잘 되고, 고기를 좋아하는 체질인데, 이 체질은 중년이후에 고지혈증이나 당뇨병이 잘 발생하여 중풍의 발병률이 매우 높습니다. 또한 습이 열과 합쳐지면 습열이 되는데, 습열濕熱이 많아지면 피가 탁해지며, 탁한 피는 뇌혈관心竅을 막게 됩니다. 이 이론은 당뇨병, 고지혈증과 유사한 개념이며, 습열이 많으면 동맥경화와 중풍이 발생한다고 할 수 있습니다.

● 한방에 가면, 흔히 **어혈이 뭉쳤다는 말**을 잘 듣습니다. 이 어혈瘀血은 피멍을 말하는 것 같은데, 더 자세한 설명을 해주세요.

피가 몸 안의 일정한 곳에 정체되어 생긴 멍이나 핏덩어리를 어혈瘀血이라고 합니다. 심장질환으로 인하여 혈관 내에 핏덩어리가 생겨서 혈관을 타고 다니는 경우, 또는 머리를 다쳐서 뇌 속에 피가 고여 있는 경우, 몸에 가장 필요한 기운元氣이 약하거나 외부적인 손상, 찬 기운이나 더운 기운 등이 인체 내로 침입하게 되면 혈액의 순환장애를 일으킵니다. 혈액순환 특히 가는 혈관의 순환장애와 혈액의 물리 생리학적 변화, 염증성 반응과 대사 장애로 인한 조직의 병적반응 등이 포함되며, 이러한 변화가 뇌의 모세혈관에서 발생할 때 중풍이 발병합니다.

2. 나이 드신 분이 중풍 온다고 생각했는데, 최근에는 젊은 분들도 눈에 띕니다. 중풍이 생기는 원인은 무엇입니까?

중풍은 노화과정에서 발생하는 질환인 만큼 나이가 가장 중요한 위험원인이 될 수 있습니다. 중풍발생률이 연령에 따라 급격히 증가하고 중풍 환자의 2/3이상이 65세 이상인 노령에 발생합니다. 그러나 노년이 되기 전에도 중풍의 위험인자를 많이 갖고 있거나 제대로 조절하지 않는다면 비교적 젊은 연령에서도 중풍이 발생할 수 있습니다. 15세부터 45세 사이에 중풍환자 230명을 대상으로 중풍의 원인과 위험인자를 조사한 결과에서 140예(60.9%)에서 허혈성 뇌경색(혈관이 막히는 경우), 90예(39.1%)에서 출혈성 중풍이 나타났으며, 청소년이라고 특별히 노년의 중풍과 다른 점은 없었습니다. 그 원인은 젊은 사람도 성인과 같은 원인으로 발병한다는 것을 알 수 있습니다.

3. 중풍이 오는데 남자와 여자 차이가 있나요?

성별은 중풍 발생에 큰 영향을 미치지는 않지만 여성보다 남성이 약 1.3배 정도 더 발생합니다. 그러나 고혈압, 당뇨병, 흡연과 같은 중풍 위험인자가 있는 경우에는 오히려 여성이 상대적으로 더 위험합니다. 청장년층 중풍에 대한 연구에서도 남녀 성별간의 차이가 뚜렷하게 나타나지는 않았습니다.

중풍이 발생하는 원인에는 두 가지가 있습니다. 첫째는 조절할 수 없는 인자이고, 둘째는 조절할 수 있는 인자입니다. 조절할 수 없는 인자는 나이, 성별, 인종, 중풍과 심장질환의 가족력, 일과성 뇌허혈발작이고, 조절할 수 있는 인자는 지방질이나 콜레스테롤, 염분을 조절하는 다이어트, 비만, 고혈압, 심장질환(심방세동), 경동맥질환, 흡연, 고콜레스테롤, 과음, 당뇨병 등입니다.
http://www.asnr.org/patientinfo/conditions/Stroke.pdf

4. 중풍을 일으키는 원인 질환들은 어떤 것이 있습니까?

중풍이 발병하기 전에 중풍이 많이 발생하는 질환으

로 고혈압, 당뇨병, 심장질환, 고지혈증, 알코올, 담배, 비만 등이 있는데, 이를 중풍보다 먼저 가지고 있는 질환이라고 해서 선행질환이라고도 합니다.

5. 그럼, 왜 고혈압이 중풍을 만드나요?

고혈압은 우리나라 성인의 10~15%가 가지고 있으며 나이가 들수록 발생 빈도가 높아집니다. 심장이 수축할 때의 혈압을 수축기 혈압이라 하는데, 이 수축기 혈압이 140mmHg이상이거나, 심장이 이완될 때의 혈압을 이완기 혈압이라고 하는데 90mmHg이상인 경우를 고혈압이라고 정의합니다. 고혈압은 심장과 동맥에 일의 부담을 증가시킵니다. 나이가 들수록 동맥은 딱딱해지고 탄력성도 떨어지게 됩니다. 이 과정은 고혈압과 상관없이 모든 사람에게 서서히 진행됩니다. 그러나 고혈압이 있는 경우는 더 빨리 진행되고 혈관이 좁아지게 되어 심장이 혈액을 공급하는 관상동맥이 좁아지거나 막힐 경우에 협심증 또는 심근경색이 일어나게 되고, 뇌로 가는 혈관이 막히는 질환(뇌경색)과 뇌혈관이 터지는 질환(뇌출혈)이 발생합니다. 고혈압이 있는 경우는 중풍이 정상인보다 5배정도 더 발생하게 됩니다. 청소년층의 중풍에서도 40세 이하에서는 고지혈증의 빈도가 높지만, 40세 이후에서는 고혈압의 빈도가 높고, 다음으로 당뇨병, 알코올, 심장질환, 담배, 비만 등의 순으로 나타났습니다. 또 중풍 선행질환에서도 1987년에는 고혈압이 53~69.3%로 가장 많았고, 심장질환, 당뇨병 순이었는데, 1994년에는 고혈압이 70.2~76.7%로 가장 높았고, 당뇨병 심장질환 순으로 약간 변동이 있었다고 보고하였습니다.

- **고혈압**에도 **기준**이 있다는데, 알고 싶습니다.

아래의 표 1에서 보듯이, 고혈압의 기준 및 분류가 있는데, 보통 전고혈압까지는 약물 복용을 하지 않지만 1기 고혈압이상에서는 혈압관리를 잘해야 합니다.

표 1. 고혈압의 기준 및 분류 (미국 JNC-VII 분류, 2003)

	수축기/이완기 혈압(mmHg)
정상	< 120/80
전 고혈압	< 120~139/80~89
1기 고혈압	140~159/90~99
2기 고혈압	> 160/100

• JNC VII :미국 제7차 합동위원회

고혈압에 대한 7차보고서에는 혈압의 기준뿐만 아니라 생활습관에 따른 혈압 강하의 기준, 약물 사용 등이 보고되어 있습니다. 출처: JAMA, May 21, 2003-Vol 289, No.19

● **수축기 혈압과 이완기 혈압**중 하나만 높으면 고혈압이라고 하나요?

수축기 혈압과 이완기 혈압이 서로 다른 단계에 속할 때는 높은 단계로 분류하며, 이런 경우도 고혈압으로 분류합니다.

● 60세 된 우리 어머니는 젊었을 때는 혈압이 낮았다고 하였는데, 최근에 혈압약을 먹어야 된다고 들었습니다. **나이가 들면 혈압이 낮은 사람도 높아 질 수 있나요**?

젊었을 때는 혈관이 고무줄과 같은 탄력성이 있고, 혈액순환이 왕성해서 이와 같은 경우를 이길 수 있지만, 나이가 들면서 혈관의 탄력성이 점점 약해지고, 혈액순환도 왕성해지지 못하면서 혈압이 높아지기도 합니다.

6. 담배는 폐암을 일으키는 주된 원인이라고 하는데, 흡연도 중풍의 원인이 되나요?

하루에 한 갑 이상 담배를 피우는 사람은 담배를 피우지 않은 사람보다 중풍 발병률이 10배정도 높고, 자주막하 출혈 발병률도 4배나 됩니다. 실제로 남성 중풍환자의 대부분이 흡연한 사람이고, 발생하는 중풍의 유형도 흡연과 연관성이 매우 높은 뇌동맥경화증이 많습니다. 여성이 담배를 피우면 중풍의 위험이 훨씬 높아지고, 특히 피임약을 복용중인 여성의 경우는 중풍이 20배 이상 더 잘 발병합니다. 담배의 니코틴 성분은 심박동수와 혈압을 상승시키고 혈관내벽에 손상을 주어 콜레스테롤이나 다른 불순물이 내벽에 침착하게 만들면서 혈관이 좁아지거나 딱딱해지는 동맥경화증을 촉진합니다. 흡연은 일산화탄소의 흡수로 신체에서 산소운반능력이 감소하여 산소결핍을 일으키기 때문에 혈색소인 헤모글로빈이 상승하여 피를 끈적끈적하게 하며, 이와 함께 섬유소원이라는 성분도 함께 상승하기 때문에 결국 혈액순환이 극도로 나빠지게 됩니다. 흡연에 의한 중풍 예방은 확실하게 담배를 끊는 '금연' 이 최선의 방법입니다. 완전히 담배를 끊고 5년 정도 지나면 흡연의 독으로부터 해방될 수 있습니다. 흔히 담배를 끊는 과정에서 입안의 무료함을 달래기 위해 과자나 사탕 등을 먹는데, 이는 인체 내 대사과정에서 탄산가스와 일산화탄소 등 노폐물을 증가시켜 오히려 흡연 욕구를 증가시키는 작용을 합니다. 이 때는 과자와 같은 칼로리가 높은 간식류 대신 신선한 과일이나 야채, 생수를 마시면 좋습니다. 음료수, 커피는 피하고, 전통차나 주스류(오렌지, 당근 등)를 마실 것을 권장합니다.

금연 성공률에 있어서 흡연유형이 중요한 역할을 한다고 보고하였습니다. 흡연유형으로는 자극추구형, 손장난형, 즐거움과 편안함형, 스트레스 해소형, 육체-심리적 중독형, 습관성형 등으로 구분하였습니다. 이 중에서도 성공률이 높은 유형으로는 손장난형, 줄거움과 편안함형, 육체-심리적중독형이 다른 유형보다 금연성공률이 높았습니다.
출처: 가정의학학회지, 2004. 25:388~391

7. 술은 적당히 마시면 심장질환을 예방하고 혈액순환을 촉진시킨다고 하는데, 술을 마시는 것이 중풍의 원인이 되나요?

물론 모든 것은 부족함이 지나침보다 좋다는 말이 있습니다. 술을 적절하게 마시는 것이 좋은 방법이긴 하지만, 오랫동안 지속적으로 마실 경우에 고혈압을 일으키는 동맥경화를 촉진하고 고혈압 환자들에게는 뇌혈관이 터지는 증상(뇌출혈)의 위험도를 매우 높입니다. 특히 기온 변화가 심한 계절에는 과음하는 것은 매우 위험합니다. 음주 중 또는 음주한 다음날 중풍이 발병하는 경우가 종종 있습니다. 불가피하게 피할 수 없는 상황에서는 순수 알코올량 1~30mg 정도가 적절하고, 소주는 1~3잔 정도, 맥주는 1~3컵 정도가 되며, 위스키와 같은 독한 술을 절대 피하는 것이 좋습니다. 여러 가지 술을 섞은 '폭탄주' 는 두말할 필요도 없이 피해야 합니다.

8. 당뇨병이 있으면 동맥경화가 잘 일어난다고 하는데, 중풍도 잘 일으키나요?

당뇨병은 말 그대로 혈관 내에 혈액의 점도가 높아 순환이 느려지고, 협심증이나 심근경색을 유발하고, 또 팔다리가 저리기도 하고, 손발가락에 순환이 안 되어서 여러 가지 합병증을 많이 일으키는 질환으로 알려져 있습니다. 당뇨병을 앓았던 사람은 중풍 환자의 약 10%정도이며, 특히 뇌동맥경화증을 잘 일으킵니다. 당뇨병이 있는 사람은 고지혈증을 함께 갖고 있는 경우가 많기 때문에 이것도 또한 잘 조절해야 합니다. 당뇨병의 관리는 먼저 의사의 진료를 통해 개인의 상태에 따라 알맞은 관리 방법을 선택하는 것이 좋습니다. 기본적으로 식이요법, 운동요법, 약물요법(입으로 먹는 약물, 주사약 등)으로 체계적인 관리가 필요합니다(표 2 참조).

표 2. 당뇨병의 진단기준

	전혈 포도당 농도(mg/dL)	
시간	정상	당뇨병
공복	109 이하	126 이상
1시간	180 이하	200 이상
2시간	140 이하	200 이상

9. 얼마 전 병원에 가서 검진을 받고 심장질환이 있으므로 항응고제를 계속 복용하여 중풍을 예방하여야 된다고 들었습니다. 어떤 심장질환이 중풍을 잘 일으키나요?

심장질환 및 혈관질환 중에서도 심장의 맥박이 매우 심하게 일정하지 않는 부정맥(심방세동), 심장의 판막에 이상이 있는 질환(심장판막질환), 심장의 혈액을 공급하는 관상동맥이 막혀서 나타나는 질환(심근경색), 심장의 박동이 정상적이지 못하고 기능이 저하된 질환(울혈성 심부전증), 심장의 좌심실이 아주 비대한 경우(좌심실비대) 등의 질환이 있으면 중풍 발생위험이 매우 높습니다. 특히 심방세동은 그것을 유발한 원인이 되는 질환과는 관계없이 뇌혈관을 막는 질환(뇌경색증)의 매우 중요한 위험인자로서 중풍 위험을 5배 정도 증가시킵니다. 이는 혈관 내에 피 덩어리(색전)가 돌아다니면서 뇌혈관을 막아서 나타난 질환(뇌경색)이 잘 발생하기 때문에 지속적인 전문치료를 받아야 합니다. 다른 질환도 마찬가지겠지만, 지속적인 심장질환에 대한 치료가 매우 중요합니다.

10. 보통 병원에 가면 콜레스테롤이 높다고 하는데, 콜레스테롤만 높아도 중풍이 오나요?

콜레스테롤과 지질이 비정상적으로 많아지면 혈관내벽에 쌓여 혈관이 좁아지고 혈관의 수축이 잘 이루어지지 못하게 되어 동맥경화를 일으키게 되며, 또한 각종 혈관계 질환을 일으킵니다. 혈중에 총콜레스테롤, 중성지방, 저밀도지단백콜레스테롤(나쁜 콜레스테롤)이 높거나 고밀도지단백콜레스테롤(좋은 콜레스테롤)이 낮으면 중풍뿐만 아니라 심장의 관상동맥질환의 위험도도 높아지기 때문에 고지혈증은 침묵의 질환으로 매우 중요한 중풍의 위험인자이면서 원인이 됩니다. 이 경우 목에서 머리로 가는 혈관(경동맥)의 협착증도 잘 발생합니다. 뇌동맥의 죽상경화증과 혈중 지질치의 관련성을 연구한 결과에서는 중대뇌동맥에서 동맥경화성을 보인 72명을 대상으로 하였는데, 고혈압과 고콜레스테롤증, 고 LDL-콜레스테롤증(나쁜 콜레스테롤), 고중성지방혈증과 관련이 있다고 보고 하였습니다.

11. 콜레스테롤의 기준이 있다면 자세하게 알려주세요.

아래의 표 3에서 알 수 있듯이, 각 지질에 따른 정상기준이 정해져 있습니다.

표 3. 국제 고지혈증 교육프로그램, 성인치료패널III(NECP ATP III, 2001)

저밀도지단백콜레스테롤 (LDL- cholesterol) mg/dL	< 100 100~129 130~159 160~189 > 190	관찰 관찰 이상 경계보다 높음 높음 아주 높음
총 콜레스테롤 (Total-cholesterol) mg/dL	< 200 200~239 > 240	바람직함 경계보다 높음 높음
고밀도지단백콜레스테롤 (HDL-cholesterol) mg/dL	< 40 > 60	저하 높음

12. 폐경이 되는 40대 후반에서 50대 초반 부터는 중풍에 대해서 더 조심하여야 된다고 하는데, 여자들의 생리와 중풍발병과 관련이 있나요?

여성들에게 있어서 월경이 끊어지는 것을 폐경이라고 하는데, 이는 정상적인 폐경기(49세 전후)를 지나거나, 자궁이나 난소의 질환 때문에 30~40대에 자궁과 난소를 절제한 경우에는 골다공증의 문제뿐만 아니라 동맥경화증이 빨리 발생하고, 그 진행속도도 매우 빠르기 때문에 중풍 발생의 위험도 높다고 할 수 있습니다.

13. 운동부족이 원인이 되면 중풍과 관련이 있나요?

사람에 따라서 다르겠지만 운동부족은 섭취한 열량을 충분히 소모하지 못하기 때문에 비만으로 이어질 수 있습니다. 운동부족으로 인한 비만인 경우에 젊었을 때는 사망의 원인이 되지만 나이가 들수록 심장의 원인이 될 뿐만 아니라 심장이 초과된 체중만큼 일을 더 해야 하기 때문에 심장의 부담이 증가하고, 고혈압, 콜레스테롤 상승, 당뇨병과 혈관에 문제를 일으키는 다른 위험인자들과도 관련이 있습니다. 중풍 환자 1개월 이내에 발병한 68명을 대상으로 비만이 중풍발생에 미치는지를 임상적으로 연구한 결과에서 비만의 정도에 따라 혈중 Leptin치가 비례적으로 상관관계가 있는 것으로 나타났습니다. 하지만 1개월 이내에 발병한 중풍환자 634명을 대상으로 비만이 중풍 발병의 원인이 되는지를 측정한 결과에서 체질량지수BMI는 중풍의 독립적인 위험인자로서 인정이 되지 않았습니다. 그러나 체질량지수는 고혈압, 당뇨병 등의 중풍위험인자들과 밀접한 관련은 있는 것으로 조사되었습니다. 하지만 반대로 운동이 지나쳐도 문제가 될 수 있으므로 내 몸에 맞는 적당한 수준의 운동을 꾸준히 하는 것이 중요합니다.

14. 스트레스는 만병의 근원이라고 하는데, 스트레스가 중풍의 원인이 되나요?

스트레스는 한방에서는 화火라고 하는데 스트레스가 지나치면 혈관이 수축되어 혈압이 올라가고 계속적으로 스트레스를 받으면 동맥경화증이 발병할 위험이 증가하게 됩니다. 피할 수 있는 스트레스는 되도록 피하는 것이 좋지만 불가피한 스트레스라면 정복해 버리는 것이 더 낫습니다. 오랫동안 스트레스가 쌓이게 되거나 긴장을 지나치게 하게 되면 근육, 신경, 혈관의 기능을 수축시키기 때문에 중풍의 원인이 될 수 있습니다.

주석

1. 문상관 고창남 조기호 김영석 배형섭 이경섭 : TCD상 중대뇌동맥 협착패턴을 나타낸 환자의 혈중지질농도에 관한 연구, 국제어혈심포지움 논문집, 1997,243~256.

2. 권도익 이경진 문상관조기호 김영석 배형섭 이경섭 김재홍. 중풍환자의 비만도에 대한 BMI 및 혈중 leptin의 상관관계 연구. 대한한의학회지,1999:20(1):66~74.

3. 정우상 권도익 배종면 문상관 김영석 조기호, Correlation among Obesity Factors in Stroke in Korea. Korean Journal of Oriental Medicine, 2003;24(4):6~10.

한방 전문의와 함께하는

중풍 Q&A

제3장

중풍의 증상에는 어떤 것이 있나요?

제3장_ 중풍의 증상에는 어떤 것이 있나요?

중풍의 증상은 갑자기 나타나며, 흔한 증상은 다음과 같습니다.

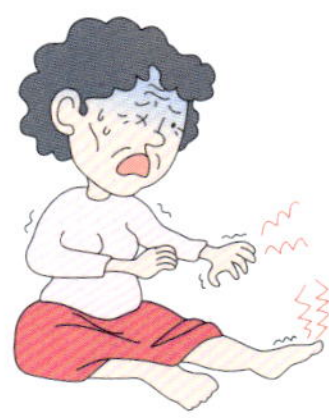

한쪽 팔다리가 마비되거나 감각이 이상하다.

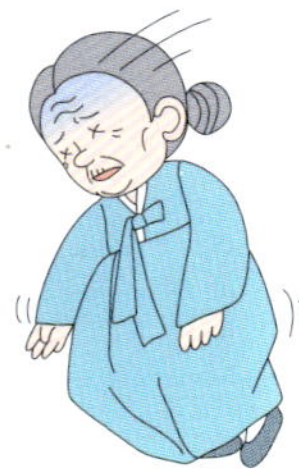

일어서거나 걸으려고 하면 자꾸 한쪽으로 넘어진다.

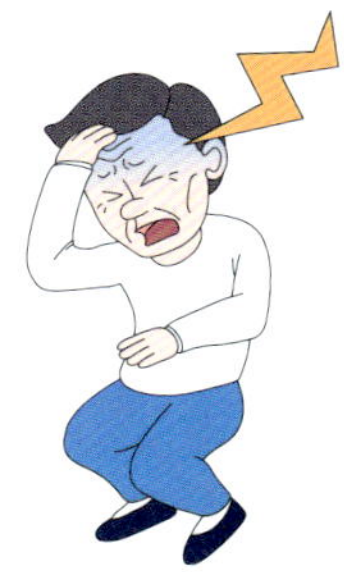

갑자기 벼락치듯 심한 두통이 온다.

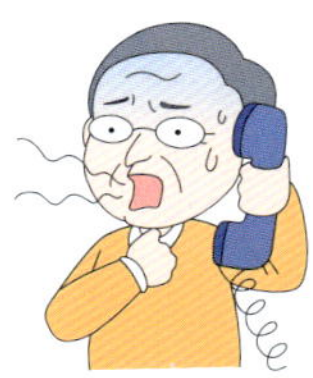

말할 때 발음이 분명치 않거나 말을 잘 못한다.

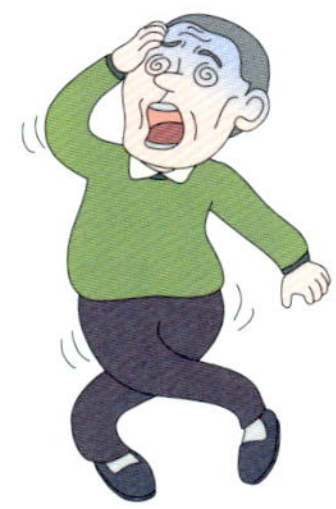

주위가 뱅뱅도는 것처럼 어지럽다.

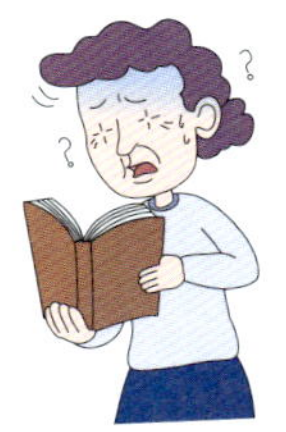

갑자기 눈이 안보이거나 둘로 보인다.

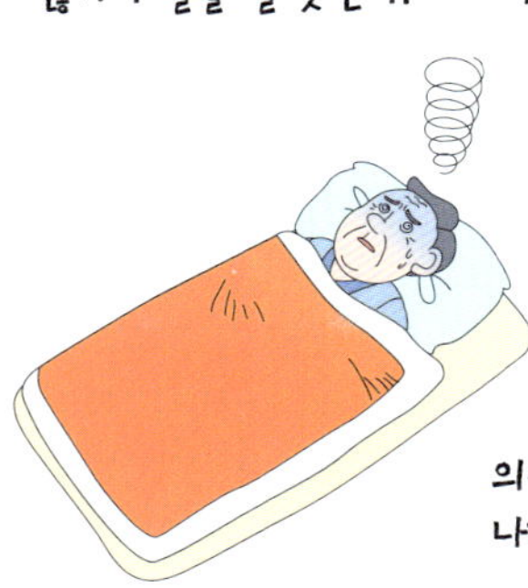

의식장애로 깨워도 깨어나지 못한다.

1. 어느 날 갑자기 한쪽 팔다리에 마비가 와서 걸음걸이가 이상해졌어요.

한쪽의 팔다리가 마비된 증상을 우리는 보통 반신을 쓰지 못한다고 하여 반신불수 또는 편마비라고 합니다. 오른쪽 혹은 왼쪽 팔다리의 운동신경 마비 증상으로, 운동신경은 대뇌에서 내려오다 연수에서 좌우가 교차되기 때문에 한쪽 뇌에 이상이 생기면 보통 반대쪽에 마비가 오게 됩니다. 예를 들어 뇌는 좌측 뇌와 우측 뇌가 있는데, 우측 뇌에 병소가 있으면 좌측 팔 다리 마비가 오게 됩니다. 그러나 극소수에서 예외로 우측 반신불수가 오는 경우도 있지만 매우 드뭅니다.

2. 팔다리가 저리면서 아프기도 하고, 혹은 이와 반대로 감각이 전혀 없어요.

동전의 양면처럼 감각신경과 운동신경은 같이 함께 나타나는 경우가 많습니다. 감각신경도 운동신경과 마찬가지로 좌우가 교차하므로 우측 뇌에 이상이 있으면 좌측의 얼굴 몸통 및 팔 다리의 감각에 이상이 생깁니다. 즉 남의 살 같거나 저리고 아프며 벌레가 기어 다니는 듯한 느낌이 나고, 왠지 불쾌한 느낌이 생기며, 닫는 감각(촉각)이나 아픈 감각(통각)의 예민함이 둔해집니다. 즉 양쪽을 동시에 꼬집거나 부드러운 솔로 쓰다듬을 때 어느 한쪽의 감각이 둔해집니다. 중풍환자의 이상감각에 대한 임상적 연구에서 저림 증상을 호소하는 환자 186명을 대상으로 52.15%에서 이상감각을 호소하였으며, 여자가 남자에 비해 차면서 열나는 느낌(한열감)과 같은 온도에 대한 이상감각이 두드러지게 나타났으며, 이상감각으로는 온도감각의 이상, 뻐근함과 통증, 뻐근함과 무거운 감 등의 순으로 나타났습니다.

3. 머리가 심하게 아프고 음식물을 다 토해요.

중풍이 처음 발병하였을 때 갑자기 심한 두통과 반복적이고 반사적인 구토가 나타나면서 의식장애가 생기는 것을 많이 볼 수 있는데, 이것은 고혈압으로 인하여 뇌압(뇌 속의 압력)이 갑자기 높아져서 생기는 증상으로, 뇌혈관이 막혔을 때(뇌경색)보다는 뇌혈관이 터졌을 때(뇌출혈) 더 많이 나타납니다. 특히 뇌지주막에 꽈리가 터져서 생기는 질환(지주막하 출혈)일 때는 그 정도가 아주 심하고, 뇌종양일 때도 나타날 수 있습니다.

4. 중풍이 오면 당연히 말을 잘 못하나요?

중풍이 발병하면 갑자기 말을 못하게 되는 경우가 있는데, 이것은 좌측 뇌의 이상에서 생기는 경우가 대부분입니다. 왜냐하면 좌측 뇌에 언어중추가 있기 때문입니다. 따라서 언어장애는 우측 팔다리 마비와 동반되는 경우가 많으므로 상대적으로 좌측 팔다리마비 일 때는 언어장애가 적게 나타나며, 나타난다고 하더라도 우측에 비해 경미한 경우가 보통입니다. 전혀 말을 알아듣지 못하거나 말을 하더라도 엉뚱한 말을 하는 등 여러 가지 언어장애가 나타납니다.

5. 중풍이 오면 흔히 어지럽다는데, 중풍으로 어지러운 것은 어떤 특징이 있나요?

어지럼증眩暈은 숨골腦幹로 가는 혈액공급이 부족할 때 올 수 있는 증상으로 주위의 물체가 빙글빙글 도는 것 같거나, 환자 자신이 술에 취한 사람 같은 느낌을 가지는데, 심하면 메스껍고 토하기까지 하며, 몸의 균형은 당연히 잡지 못하게 됩니다. 속귀內耳의 질병으로 생기는 어지러움과 구별하기 힘들 때도 있지만, 중풍환자에서는 운동 및 감각마비 등의 다른 신경학적 이상소견을 동반하는 경우가 많습니다.

6. 팔다리 마비는 없어도 눈이 잘 안감기고 입이 삐뚤어지고 침이 흐르는 증상도 중풍이 발병하여 나타나는 증상인가요?

중풍이 발병하여 생기는 입과 눈이 삐뚤어지는 증상(구안와사, 안면신경마비)은 한쪽 팔다리가 마비가 된 증상과 같이 나타나는 것이 대부분이고, 마비된 쪽에 생깁니다. 현대적으론 중추성 안면신경마비라고 하는데, 이는 건강한 쪽으로 입이 돌아가게 되고, 마비된 쪽의 눈은 잘 감겨지지 않습니다. 말초성신경마비는 구안와사, 벨마비라고도 하며, 이는 중풍의 증상은 아닙니다. 팔, 다리의 마비는 없고 눈이 안감기고 입이 돌아가고, 초기에 귀뒤가 아프기도 합니다.

7. 옆집에 사시는 친구아버님 문병을 하러 병실에 가서 보니, 양쪽 눈이 한쪽으로 치우쳐져 있더라구요. 눈동자가 한쪽으로 돌아가면 다른 쪽으론 잘 안보일 텐데, 이런 증상도 나타나나요?

우리가 물체를 볼 때는 눈의 시신경을 통해 대뇌의 뒤통수 부위(후두엽)가 시력을 관장하는 곳으로 그곳에 자극이 전달되어 느끼게 됩니다. 그러나 중풍이 발병하여 뒤통수 부위(후두엽)에 손상이 있으면 시각의 자극이 전달되는 통로가 일부 또는 전부 차단되어 시야에 손상이 생기고, 우측 반쪽이나 좌측 반쪽을 볼 수가 없게 됩니다. 또한 망막으로 가는 혈류에 이상이 생기면 한쪽 눈이 안 보이는 경우도 있습니다.

8. 눈동자가 자꾸 움직이고 눈도 잘 안 감기고 물체가 두 개로 보인다고 하는데, 이런 증상도 있나요?

물체가 두 개로 보이는 증상은 숨골(뇌간)의 혈관이 막히는 질환일 때 주로 나타나며, 안구가 자꾸 떨리는 것처럼 움직이게 되고 한 물체가 두 개 혹은 그 이상으로 겹쳐서 보이는 것을 복시라고 합니다. 이것은 안구를 움직이게 하는 신경에 이상이 생겨서 양측 눈의 축이 어긋나게 되므로 한 물체를 볼 때 양쪽 망막의 서로 다른 부위에 상이 맺히기 때문에 두 개로 보이게 됩니다.

9. 일반적으로 음식물을 전혀 못 삼킬 때도 있고, 음식물은 잘 삼키는데 물을 마시고 삼킬 때 재채기(사래)를 하고 기침을 하는데, 이런 증상도 있나요?

음식물을 삼킬 때 목구멍에서 식도로 잘 넘어가지 않고 물종류를 마셔도 사래가 걸리며 가래가 생기는 증상으로서, 병이 심할 때는 숨골(뇌간)의 혈관이 막히는 경우일 때 주로 나타납니다. 이때는 입으로 넣는 약물이나 음식물을 무리하게 삼키면 식도로 넘어가지 않고 기관지로 들어가게 되어 폐렴(폐에 염증이 생기는 질환)을 일으킬 수 있으므로 아주 조심하여야 합니다. 특히 중풍 초기에 전문가의 지시에 따르지 않고 무턱대고 우황청심환을 복용하거나 하면 폐렴이 올 수 있는 이유가 음식을 잘 삼키지 못한 상황에서 오기 때문에 주의해야 합니다. 심해서 입으로 삼키지 못하면 입으로 먹는 것을 중단하고, L자형 튜브를 코를 통해서 식도로 넣어 식사를 해야 합니다.

10. 친구아버님은 중풍이 발병했는데도 말도 잘하고 다 알아듣고 하던데, 병원에 응급실 의사선생님은 더 악화될 수 있고, 심하면 의식이 없을 수도 있다고 중환자실로 입원하라고 하던데, 왜 그런가요?

중풍 급성기(발병일부터 1주일 이내)에는 병소가 대뇌에 상당이 넓게 왔거나 숨골腦幹에 발병하게 되면, 대뇌로 부터 하부 신경계로 내려가는 통제력을 잃어서 생각하는 기능이나 운동기능이 없어지고, 심장, 폐 및 기타 장부기관만 운동을 하므로 의식이 없어지므로 식물처럼 생명을 유지하게 됩니다. 물론 이런 경우는 매우 심할 때 나타납니다. 그래서 더 진행되는 것을 미리 예방하고 적극적으로 초기의 증상을 치료하기 위해서 그런 것입니다.

11. 할아버지가 평소에는 정상적인데, 가끔 소리 지르고 고집도 세시고 화를 많이 내곤 하시며 때론 혼자말로 중얼중얼거려 잘 알아듣지를 못하게 되었는데, 치매와 중풍은 다른건가요?

우리가 보통 '노망' 이라고 하는데, 중풍이 발병하면 환자의 지적능력, 즉 기억력, 계산력, 판단력 등의 능력이 떨어지는 것을 치매라고 합니다. 최근에는 치매라고 하기보다는 '인지장애' 라는 병명을 사용하고 있습니다. 이것은 뇌에 비교적 큰 손상을 입거나 혹은 작더라도 반복적으로 손상을 입을 때 나타나는 것으로 손상부위의 위치와 범위에 따라 그 정도가 다릅니다. 그리고 평소에 음주나 흡연을 과도하게 한 사람에게 잘 옵니다. 여기서 말하는 치매는 뇌에 혈관의 혈액순환장애로 나타나는 혈관성치매를 말한 것입니다. 나이가 들어서 뇌가 위축이 되거나 노화로 인해서 중풍을 발병하지 않고 나타나는 치매를 알츠하이머 치매라고 합니다. 중풍환자를 대상으로 혈관성치매의 유병률을 조사한 결과를 보면, 발병한지 1개월이 넘은 133명의 환자를 대상으로 치매평가를 통해서 치매로 진단된 환자가 37명(27.8%)이였으며, 남자보다 여자가 많았고, 뇌혈관이 터진 질환보다는 뇌혈관이 막히는 질환이 73%로 더 많이 나타났습니다.

12. 중풍이 발병하면 왜 대변과 소변에 장애가 생기나요?

중풍 초기에는 뇌신경의 손상으로 인하여 대변과 소변에 장애가 오게 됩니다. 뇌신경으로 인하여 장의 기능에 관여하는 신경의 기능저하로 장마비가 오게 되고, 또 장마비가 오지 않더라도 대변을 잘 보지 못하게 됩니다. 또한 방광신경의 기능 저하로 소변이 나오지 않거나小便不通, 소변이 본인도 모르게 흘러나오는 증상小便遺失, 소변을 자주 보게 되거나小便頻數, 소변이 조금씩 흘러나오는 증상小便失禁 등이 나타나기도 합니다. 그래서 한방에서 중풍이 발병하여 대변과 소변을 잘 보게 하는 치료법이 뇌의 순환을 개선하므로 중풍을 호전시키는 데 도움이 됩니다. 제7장에서 좀 더 자세히 소개해 드리도록 하겠습니다.

13. 중풍이 완전히 낫지 않는데, 중풍 후유증에 대하여 설명해주세요.

중풍이 발병하게 되는 순간부터 어느 정도의 후유증은 남게 됩니다. 반대로 후유증을 줄이는 것이 증상을 호전되게 하는 치료라고 할 수도 있습니다. 중풍이 발병하여 6개월~1년이 지나면 이때를 후유증기라고 합니다. 이때 증상이 많이 호전되는 경우도 있지만 완전하지 못한 경우가 매우 많습니다.

● 어떤 **중풍 후유증**이 남게 되나요?

후유증이 남는 증상으로 한쪽 팔다리가 마비된 증상半身不遂, 말이 잘 안되거나, 말을 못하거나, 소리를 잘 내지 못하거나, 말이 잘 안 나오는 증상言語障碍, 마비된 쪽의 감각이 이상한 증상感覺障碍, 혹은 경련발작 및 치매 등입니다.

● 그럼 후유증을 치료하기 위해 앞으로 **가족들이 해야 할 것**은 어떤 것이 있을까요 ?

후유증의 시기에는 회복기와 같이 후유증의 치료를 계속하면서 재발방지를 위한 노력을 해야 합니다. 운동치료만이 전부가 아니고 약물치료, 침구치료, 규칙적인 생활습관, 편안한 마음가짐 등이 종합적으로 이루어져야 합니다. 구체적인 약물치료나, 침구치료는 뒷장에서 자세히 설명하겠습니다. 영구히 남을 수 있는 후유증을 극복하기 위해서는 '반드시 나아야겠다' 는 환자 자신의 마음가짐이 중요한데, 이를 환자에게 인식을 시키는 것이 중요합니다. 이런 마음가짐을 가져야만 '어제보다 오늘은 조금씩 좋아지고 있다' 는 긍정적인 생각을 갖고 좌절하지 않고 꾸준히 노력하여 호전될 수 있는 확률을 높일 수 있기 때문입니다. 이런 마음을 갖기 위해서는 환자에게 운동 목표를 갖도록 하고, 가정 내의 역할 또는 취미를 발견하여 몰두할 수 있도록 주위에서 도움을 많이 주고, 일상의 즐거움을 가질 수 있도록 배려하고, 항상 따뜻한 마음으로 협조와 격려를 아끼지 않아야 합니다.

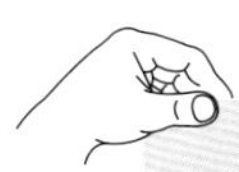

내게 중풍이 발병했다고 가정하고 일어날 수 있는 것은 무엇인가? 아래 3가지 사항 중에 하나는 일어날 것입니다. 중풍의 약 28%는 사망합니다. 중풍이 발병해서 생존자의 50~70%는 경미하게 활동하거나 또는 좋아질 것입니다. 생존자의 15~30%는 중풍발병 후 몇 년 동안은 중증으로 활동하지 못합니다. 규격화된 치료는 중풍발병 후 3개월간 약 20%에서 요구할 것입니다.
http://www.asnr.org/patientinfo/conditions/Stroke.pdf

주석

1. 배형섭 김종우 조기호 고창남 정우상, 뇌졸중 환자의 화병에 대한 임상적 연구. 대한한방내과학회지, 1998;19(2):81~87.

2. 임장신 김영석 문상관 고창남 조기호 배형섭 이경섭. 중풍(뇌졸중)환자의 이상감각에 대한 임상적 연구. 대한한방내과학회지,1999;19(2별책부록);29~40.

3. 김원찬 김영석 문상관 고창남 조기호 배형섭 이경섭 박정미. 중풍환자의 혈관성 치매에 대한 임상적 관찰, 대한한방내과학회지, 1998;19(2):50~59.

제4장

중풍을 진단하기 위해서는 무슨 검사를 하나요?

제4장_ 중풍을 진단하기 위해서는 무슨 검사를 하나요?

1. 고혈압으로 치료중인 환자입니다. 어머니가 고혈압을 앓으시다 중풍으로 돌아가셔서 저도 항상 중풍이 생기지 않을까 걱정하고 있습니다. 요즘엔 중풍이 생겨도 병원에 빨리 가면 살 수 있고 또 후유증도 최소화 할 수 있다고 하셨는데요. 집에서 중풍이 생겼을 때 중풍인지 아닌지 어떻게 하면 알 수 있나요?

그렇습니다. 중풍은 발생하면 사망률이 높고 혹 사망하지 않는다고 해도 대부분 후유증이 남는 무서운 병입니다. 하지만 발병 후 최대한 빨리 병원으로 가서 적절한 치료를 받으면 생존율도 높이고 후유증도 최소화할 수 있습니다. 그만큼 빨리 진단하고 치료에 들어가는 것이 매우 중요하다고 하겠습니다. '한쪽 팔다리에 힘이 빠지거나 저리다', '발음이 어둔하거나 심하면 전혀 말이 안 된다', '심하게 어지럽거나 머리가 많이 아프다', '걸을 때 한쪽으로 쏠린다', '사물이 반쪽으로 보이거나 두 개로 보인다' 등의 이런 증상들이 '갑자기' 나타나면 중풍일 가능성이 있습니다. 특히 평소에 혈압이나 당뇨가 있던 분들이 이런 증상이 나타난다면 중풍일 가능성이 높으니, 바로 병원으로 가셔야 합니다.

2. 중풍은 뇌에 병이 온 것이니 뇌사진을 찍어보아야 한다는데, 어떤 경우에는 CT를 찍는다고 하고 어떤 경우에는 MRI를 찍는다고도 하던데 CT와 MRI는 뭐가 다른 건가요? MRI가 더 비싼 것 같던데 꼭 MRI를 찍어야 하나요?

앞에서 중풍은 뇌에 혈액을 공급하는 혈관이 막히거나 터져서 뇌가 필요로 하는 혈액공급을 못함으로써, 뇌세포가 파괴되는 병이라고 설명했지요. 그러니, 중풍인지 진단하려면 우선 뇌와 뇌혈관의 상태를 살펴봐야 합니다. 그리고 뇌혈류상태를 살펴보는 것도 도움이 되겠지요. 뇌의 구조를 볼 수 있는 대표적인 검사가 CT와 MRI이지요. CT는 전산화단층촬영 Computed Tomography의 약자로 약 5분정도의 짧은 시간에 뇌출혈인지 뇌경색인지를 쉽게 구분해주는 검사입니다(그림 1). 다음 사진(그림 2)에서 보는 것처럼 뇌경색부위는 검게 나타나며(a) 뇌출혈부위는 희게 나타나지요(b). 다만, 뇌경색은 하루나 이틀정도 지나야 비로소 CT사진에 손상된부위가 나타난다는 단점이 있습니다.

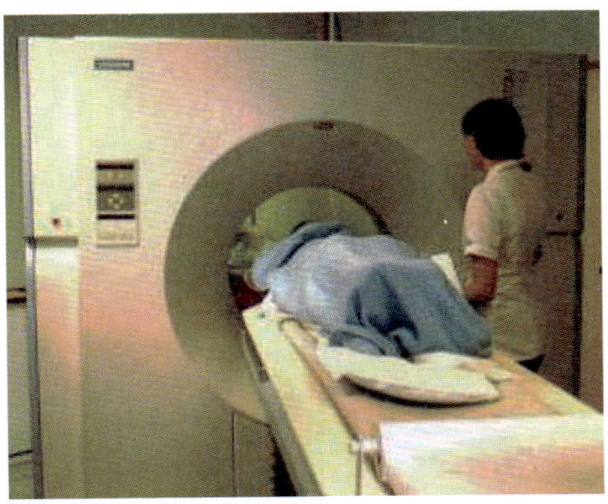

그림 1. CT 촬영모습

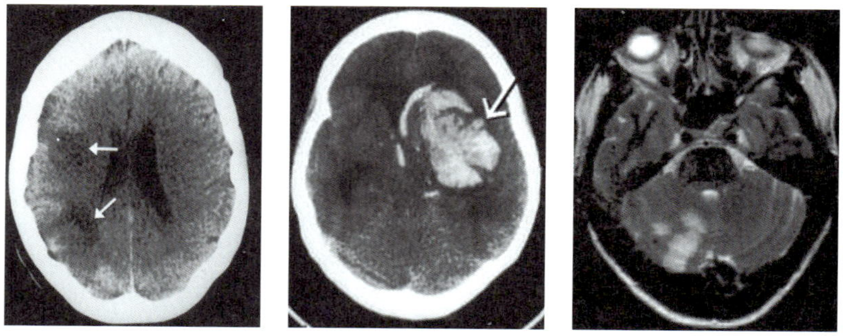

a. 뇌경색의 CT사진　　b. 뇌출혈의 CT사진　　c. 소뇌경색의 MRI사진

그림 2. CT · MRI 영상검사

MRI는 자기공명영상 Magnetic Resonance Imaging의 약자입니다. CT보다 영상력이 뛰어나 CT로는 잘 보이지 않는 작은 뇌경색이나 작은 뇌와 숨골부위의 뇌경색도 정확하게 찾아낼 수 있습니다(c). 최근에는 확산강조 MRI가 많이 활용되는데 이 방법을 이용하면 뇌경색이 생긴지 1시간 정도만 지나도 뇌가 손상된 부위를 확인할 수 있어서 급성기 뇌경색 환자의 진단에 큰 도움이 되고 있습니다. 하지만, MRI는 CT에 비해 검사하는데 비교적 시간이 많이 걸리고(20~30분), 비용이 비싸다는 단점이 있습니다.

따라서 두 가지 검사 모두 장단점이 있으므로 어느 검사가 더 낫다고 할 수 없고, 환자의 상태나 병이 생긴 후 경과 시간 등을 고려해서 적절하게 선택해서 검사를 해야 합니다.

3. 중풍은 뇌혈관에 문제가 와서 생기는 병이라고 했는데 뇌혈관에 대한 검사도 해야 하지 않나요?

그렇죠. 뇌혈관에 대한 검사도 하게 됩니다. CT나 MRI 검사는 뇌의 조직을 검사하는 것이니까 이 검사들을 통해서는 중풍이 발생 했는지, 발생했다면 뇌의 어느 부위에 얼마나 심하게 왔는지, 또 뇌출혈인지 뇌경색인지를 알 수 있게 됩니다. 그런데, 현재 뇌혈관이 동맥경화로 어느 부분에서 얼마나 좁아져 있나 혹은 뇌혈관에 동맥류가 있는가 하는 것은 뇌혈관 검사를 통해서 알 수 있게 되지요. 대표적인 것이 MRAMagnetic Resonance Angiography, 자기공명 혈관조영술입니다. 이 검사는 MRI 검사를 받는 것과 같은 방법으로 검사를 시행하기 때문에 안전하고 비교적 간단하게 뇌혈관을 검사할 수 있어 많이 활용되고 있습니다. 다만, 비용이 많이 들고 뇌혈관조영술에 비해서는 정확성이 떨어지는 단점이 있습니다.

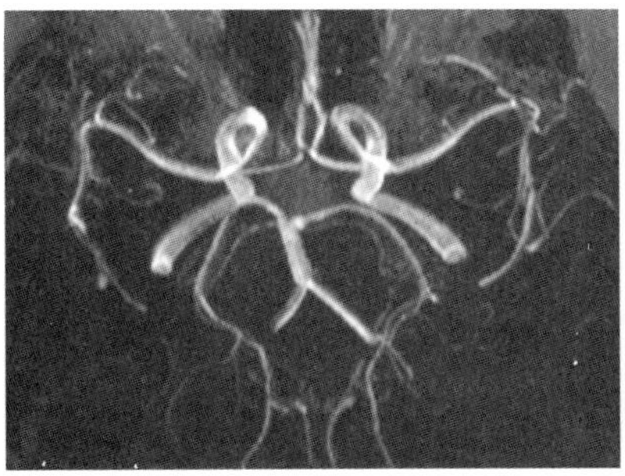

정상혈관의 MRA 사진

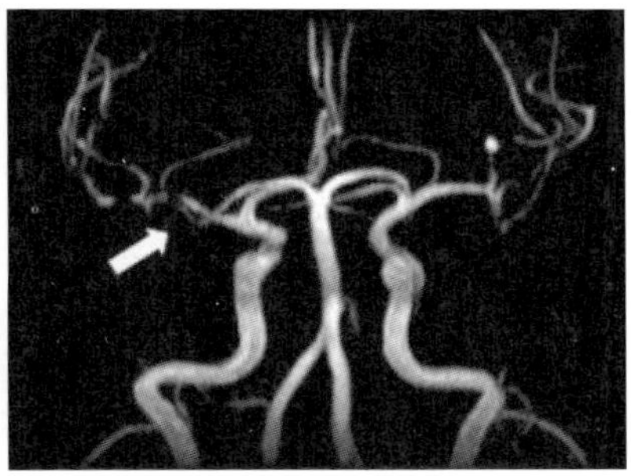

우측 중대뇌동맥이 좁아진 MRA 사진

뇌혈관조영술TFCA, Transfemoral Cerebral Angiography은 뇌혈관의 상태를 가장 정확하게 알 수 있는 검사입니다. 대퇴동맥을 통해 머리의 혈관에 조영제를 주입한 후 X-선 촬영을 하여 뇌혈관을 검사하게 되는데, 검사할 때 통증이 있고 검사 후에 출혈이 그칠 때까지 안정해야 하는 불편함이 있습니다. 또 아주 드물게는 검사 도중에 중풍이 발병하는 경우도 있어 동맥류나 뇌혈관 기형처럼 뇌혈관 상태를 정확히 알아야 하는 경우에만 선별적으로 검사를 하게 됩니다.

그 외에도 초음파를 이용해서 목의 혈관들을 검사하거나(경동맥 초음파 Carotid doppler, 그림 3a) 머릿속의 혈관들을 검사하기도(경두개 초음파

Transcranial doppler, 그림 3b · c)합니다. 초음파를 이용한 혈관검사는 MRA나 뇌혈관조영술에 비해 정확도는 떨어지지만 검사방법이 간단하고 검사비도 저렴하며, 여러 번 반복해서 검사하여 혈관의 상태변화를 관찰하기에 좋아서 많이 활용되고 있습니다.

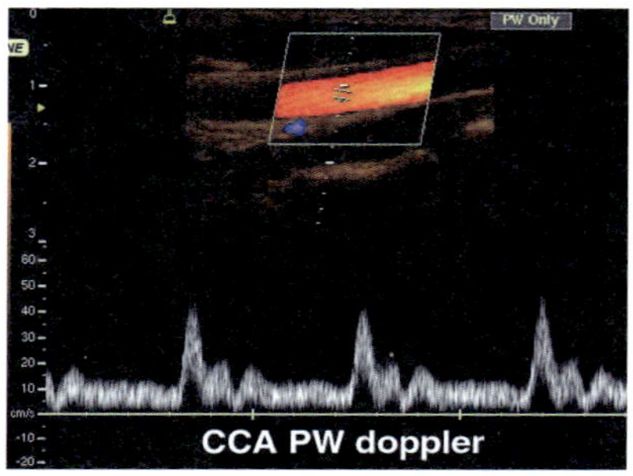

a. 경동맥 초음파

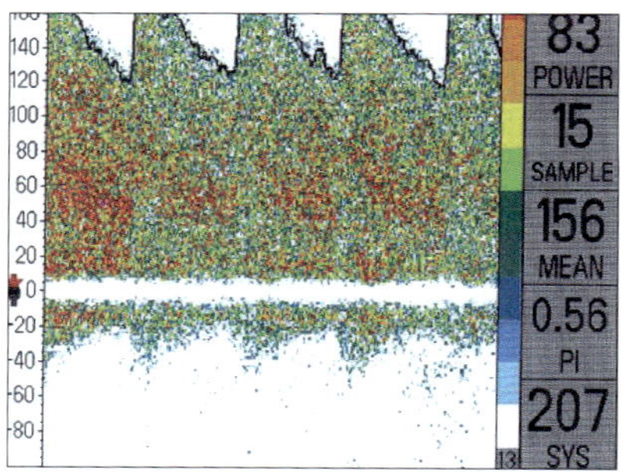

b. 경두개 초음파

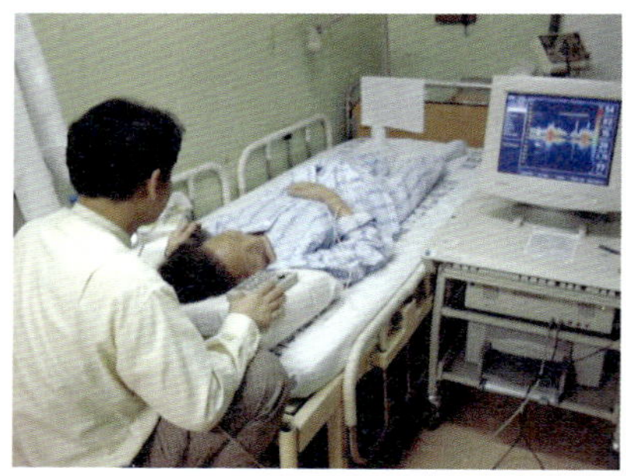

c. 경두개 초음파 검사모습

그림 3. 초음파검사

4. 지난번에 어머니가 중풍이 생겨서 병원에 갔었는데, 머리 사진만 찍는 것이 아니라 피검사도 하고 가슴사진도 찍고, 팔다리를 두드려 보고 하던데요. 그냥 머리사진만 찍으면 중풍인지 아닌지 알 수 있는 것 아닌가요?

물론 중풍에 대한 정확한 진단은 CT나 MRI 검사입니다. 하지만 중풍환자의 경우에도 대부분 일반검사를 같이 하게 된답니다. 대개 피검사, 소변검사, 심전도, 가슴 X-선 검사 등을 하게 됩니다. 중풍은 발병한 것이 비록 지금이라고 하더라도 대부분은 오래전부터 고혈압, 당뇨병, 심장병 등을 가지고 있다가, 그로 인한 합병증으로 동맥경화가 심해지거나 혈관 내에 피 덩어리가 생겨서 이로 인해 중풍이 발생하게 됩니다. 따라서 중풍이 발생하게 된 정확한 원인을 감별하기 위해서 이러한 검사들을 하게 된답니다.

팔다리를 두드려 보거나, 바닥에 줄을 그어놓고 걸어보게 하거나, 눈에 불을 비추고 냄새를 맡을 수 있는지 확인하거나 하는 것들은 신경학적 검사라고 하는데, 신경계의 여러 가지 기능들을 확인하는 것으로 이러한 검사들을 통해서 뇌의 어느 부위에 장애가 생겼는지를 유추할 수 있는 중요한 검사랍니다.

5. 한방진료에서만 특이하게 시행하는 검사도 있나요?

한방에서 중풍을 치료할 때는 CT나 MRI 검사를 통해서 뇌경색 뇌출혈 등을 진단하는 것도 중요하지만, 환자의 현재 몸 상태를 파악하는 것을 중요시합니다. 즉, 같은 뇌경색 환자라 할지라도 몸 상태에 따라서 치료법이 달라지는데 이를 '동병이치同病異治' 즉, 같은 병이라도 치료법이 달라질 수 있다는 것입니다. 한의학에서 환자의 몸 상태를 파악하기 위해 사용하는 진단법을 망문문절望聞問切이라고 합니다. 망望진은 글자그대로 눈으로 환자의 상태를 보아서 진단하는 것이고, 문聞진은 환자에게서 나는 소리나 냄새로 진단하는 것이고, 문問진은 환자에게 물어서 그리고 절切진은 맥을 짚거나 배를 눌러보아서 진단하는 것을 말합니다. 이러한 망문문절을 통해서 중풍환자 개개인의 몸 상태를 파악한 후에 개개인에 적절한 치료를 하게 되는 것입니다. 체질을 분류하고 치료하는 것도 같은 원리랍니다. 최근에는 맥전도(a)나 양도락 검사(b)들을 통해 보다 객관적으로 환자의 상태를 파악할 수 있게 되었답니다. 그 외에도 동맥경화와 밀접한 연관이 있는 어혈瘀血상태를 측정하는 혈맥어혈 측정기(c), 인체의 자율신경상태를 평가하는 수양명 경락기능검사(d), 가속도 맥파검사 등이 활용되고 있습니다.

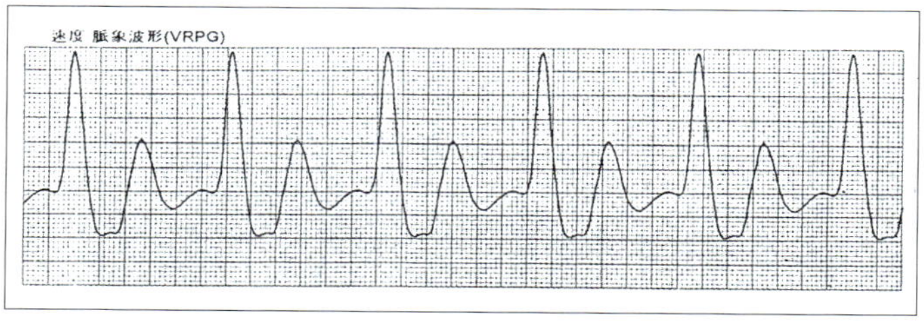

a. 맥진검사

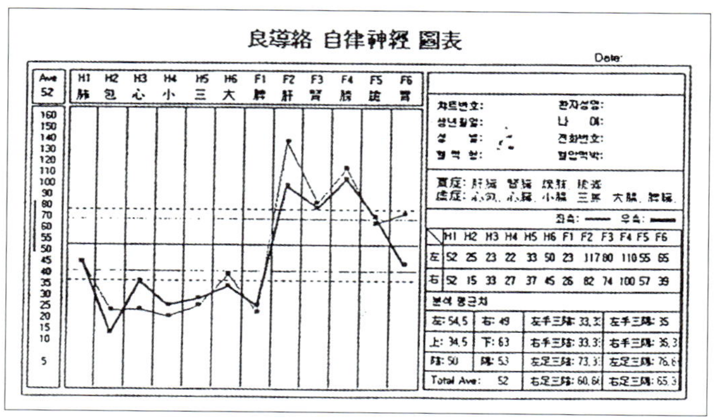

b. 양도락검사

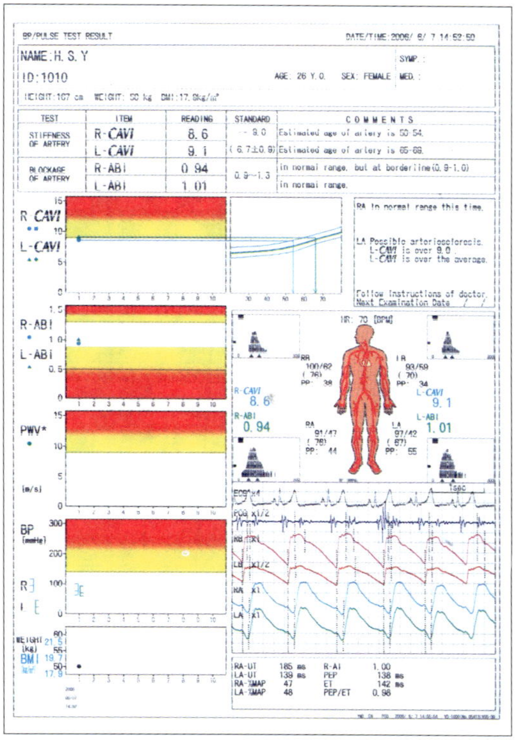

c. 혈맥어혈검사

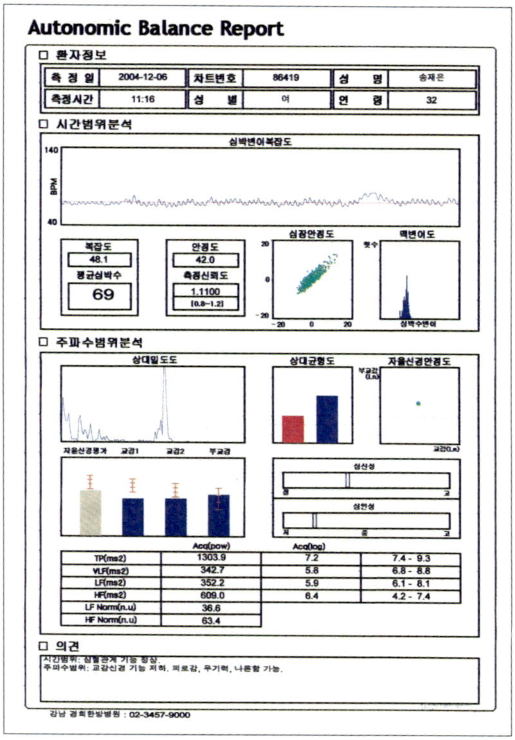

d. 수양명 경락기능검사

6. 망문문절望聞問切은 그러니까 '보고 듣고 물어보고 만져보아서 진단한다' 뭐 이런 내용인 것 같은데, 제가 제대로 이해한 건가요? 좀 더 구체적으로 설명해 줄 수는 없나요?

'보고 듣고 물어보고 만져보아서 진단한다' 라… 망문문절望聞問切을 참 쉽게 잘 표현하셨네요. 한방진단에 있어서 가장 기본이 되는 것이 바로 이 망문문절望聞問切인데, 네 가지 방법을 사용하므로 사진四診이라고도 한답니다. 그럼 구체적으로 한번 살펴볼까요.

첫 번째로 망진望診은 환자의 정신, 안색, 형태, 배설물의 성질과 상태를 관찰하는 것을 말합니다. 다음으로 문진聞診은 환자의 발음, 언어, 호흡, 기침 등의 소리를 듣는 것과 분비물, 배설물, 체취 등의 냄새를 맡아서 병의 정도와 병의 성질, 내 몸의 기운 상태 등을 파악하는 것입니다. 문진問診은 추운지 더운지 열이 나는지, 땀은 얼마나 나는지, 대소변, 식욕, 수면, 이전에 앓은 병, 생활습관, 근무환경 등을 물어 봄으로써 질병의 원인과 경과 현재 상황 등을 파악하는 방법입니다. 마지막으로 절진切診은 의사가 손으로 환자의 신체 각 부위를 만져보는 것으로 한방에선 특히 배를 만져 환자의 상태를 파악하는 복진과 맥을 통해 진단하는 맥진이 많이 발전했습니다. 한방진료의 경험이 없는 사람도 맥진脈診은 사극 드라마나 TV 등에서 많이 보셨죠? 의사가 손끝으로 환자의 요골동맥위의 맥박이 뛰는 형상을 살펴서 몸의 기혈의 성쇠와 질병의 성질을 판단하는 것을 말합니다.

7. 중풍으로 어머니가 한방병원에서 치료를 받으셨는데요, 의사선생님들이 혀를 계속해서 보자고 하시더군요. 특별한 이유가 있나요?

인체에 이상이 생기면 혀에도 변화가 드러나게 됩니다. 즉 색이 변하거나 혀 모양이 달라지는 등 여러 가지 변화가 나타나게 됩니다. 이것은 혀가 경락을 통하여 내부의 장기와 연결되어 있기 때문이랍니다. 한방에서는 이러한 혀의 변화를 관찰하여 인체의 상태를 진단하는 방법은 앞에 설명 드린 망진 중 혀의 상태를 보고 진단하는 방법인 설진이라고 하여 진단의 중요한 방법으로 사용하고 있습니다.

급성기의 중풍 환자를 대상으로 한 최근의 연구에 따르면 중풍이 최근에 발생한 환자의 혀는 진한 홍색을 나타내는 경우가 많으며, 혀에 낀 태가 얇아질수록 태의 색깔이 황색이나 흑색에서 흰색으로 변할수록 증세가 호전되는 것으로 밝혀진 바 있습니다.

아래 사진은 중풍이 발생한 지 7일 이내의 급성기 환자를 한방적으로 치료하면서 2일 간격으로 설진을 관찰한 사진입니다. 시간이 지나고 증상이 호전됨에 따라 혀에 낀 태가 얇아지고 흰색으로 변해가는 것을 볼 수 있습니다.

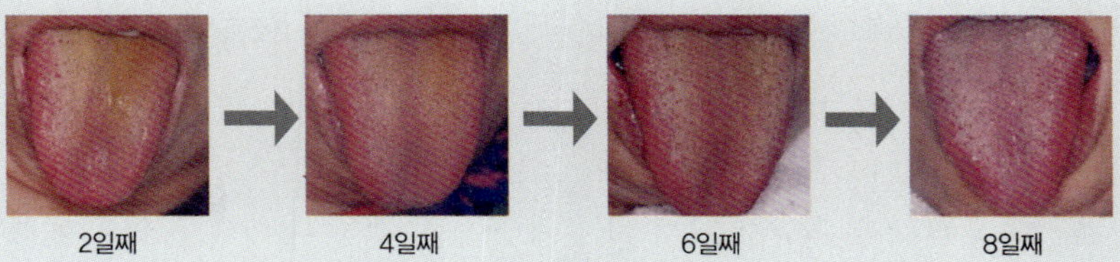

68세 여자 뇌경색 환자

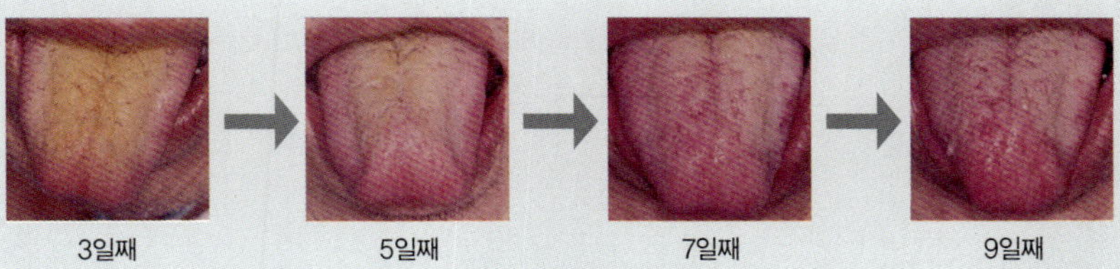

78세 남자 뇌경색 환자

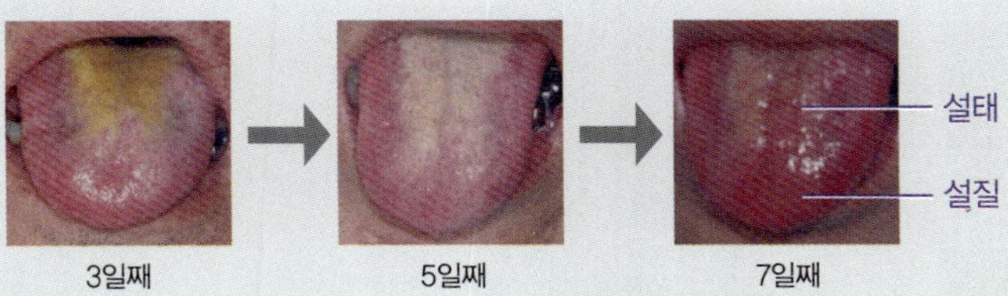

73세 남자 뇌경색 환자

주석

1. 최동준, 박성욱, 문상관, 조기호, 김영석, 배형섭, 이경섭. 중풍초기환자의 설상분포와 변증의 유용성에 관한 임상고찰. 대한한의학회지 1999;20(2):387~399.

2. 신원준, 박영민, 정동원, 홍진우, 선종주, 이준우, 정우상, 박성욱, 문상관, 박정미, 고창남, 조기호, 김영석, 배형섭. 뇌경색 환자의 동맥경화와 한방변증과의 관련성 연구. 대한한방내과학회지 2006;27(1):197~207.

3. Van Popele NM, Grobbee DE, Bots ML, et al: Association between arterial stiffness and atherosclerosis: the Rotterdam Study. Stroke 2001;32:454~60.

한방 전문의와 함께하는

중풍 Q&A

제5장

중풍치료 어떻게 해야 하나요?

제5장_ 중풍치료 어떻게 해야 하나요?

1.중풍으로 쓰러지면 어떻게 해야 하나요?

1) 한방으로 가야 하나요? 양방으로 가야 하나요?

중풍하면 한방을 떠올렸으나 최근에는 양방 내에서 신경과의 역할이 분명해지고 상대적으로 양방선호도가 높아지게 되면서 오히려 어디로 가야할지 잘 모르겠다고 합니다.

제일 중요한 것은 발병하자마자 가능하면 한방이든 양방이든 가장 가까운 큰 병원으로 가야한다 이겁니다. 시골에서 유명한 병원 찾아 서울로 올라오는 등 해서 시간이 지체 되면 도리어 환자에게 백해무익합니다. 의식이 없거나 상태가 위중하면 바로 응급실로 가야 하고, 증상이 가벼운 경우나, 증상이 있다 없어진 경우라도, 상태가 급격히 나빠질 수도 있으므로 악화를 방지하거나 지연시키기 위해선 이런 치료들이 가능한 병원에 가야 합니다. 요즈음은 한방과 양방이 서로 협진하는 병원들이 많이 있으므로 가까운 이런 병원들을 이용하는 것이 더 좋겠습니다.http://www.komha.or.kr

중풍은 뇌혈관이 막히거나 터지면 뇌세포가 죽게 되서 생기는 질환입니다. 일반 피부 같은 세포는 상처가 나도 잘 아물고 세포가 재생이 되기 때문에 요사이 유행하는 성형수술도 할 수 있고 간이식도 할 수 있는 것입니다. 하지만 뇌세포는 한번 죽게 되면 재생이 안 되므로 후유증이 남게 되고 따라서 뇌손상을 최소화하는 것이 중풍의 가장 좋은 치료법이 되겠습니다. 그래서 발병이 의심되면 가능한 바로 병원을 찾아서 병이 더 악화 되는 것을 막고 증상을 개선하는 치료를 받아야 합니다.

2) 왜 큰 병원에 가야 하나요?

중풍이 의심되면 한방이든 양방이든 큰 병원에서 빨리 Brain-CT컴퓨터 뇌단층촬영나 Brain-MRI뇌 자기공명영상를 찍어 혈관이 막혔으면 혈관을 뚫는 약으로 알려진 혈전 용해 치료법으로 혈관을 뚫는 시도를 합니다. 다만, 혈관이 막힌 후 최소한 3시간에서 6시간 이내에 해야 효과가 있으며 시간이 경과된 후는 소용이 없습니다. 그러므로 빨리 병원에 와야 하고, 또한 혈전용해제 사용에 따르는 출혈의 부작용이 있기도 하고, 어떤 환자에게는 극적인 효과가 있지만, 또 어떤 환자에게는 아무런 효과가 없이 중풍이 진행되기도 해서 한방과 양방협진병원을 이용한다면 혈전용해제 투여의 경우와 투여가 어렵거나 적응증이 안 되는 경우도 한방치료로 급성기 치료를 하여 부작용을 최소화 할 수 있으므로 보다 보완된 치료를 받을 수 있습니다(한방에서 하는 중풍 급성기 치료에 대해서는 뒤에 자세히 설명하겠습니다).

급성기의 위험한 상태나 진행이 멈춘 뒤는 가까운 근처 한의원이나 병원에서 치료해도 됩니다.

3) 수술하면 되지 않나요?

최근에는 여러 종류의 건강강좌, TV나 라디오프로그램 등의 대중매체를 통하여 의학 정보가 홍수처럼 범람해도 막상 정확히 구체적으로는 모르기 때문에 막힌 곳을 뚫어 달라, 수술을 하면 안 되냐고 많이 질문하고 또 요구도 합니다. 하지만 중풍환자에 있어 수술할 수 있는 경우는 상대적으로 많지 않습니다. 수술을 하는 경우를 알아보면,

- 일반적으로 뇌경색보다는 **뇌출혈**에서 수술을 합니다.

출혈량이 많지 않고 머리 깊은 곳에 있어 수술 후 도리어 팔다리 마비의 회복에 도움이 안 되는 경우는 약물치료를 합니다(그림 1). 그러나 출혈 양이 많아서 생명이 위험하거나 환자의 의식이 나빠질 때는 수술을 하여 뇌압조절을 합니다(그림 2). 후유장애와 생명이라는 측면이 다 고려되어야 하는 상황에서 우선적으로 생명을 건지는 것이 치료방향에 있어 우선순위임은 말 할 필요가 없지만 이 경우는 후유장애가 심각한 경우가 많습니다(그림 3).

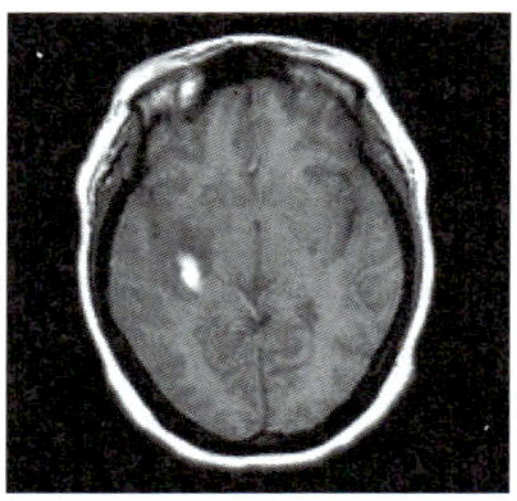

그림 1. 수술 안하는 환자-자연 흡수되도록 하는 것이 후유증이 적다.

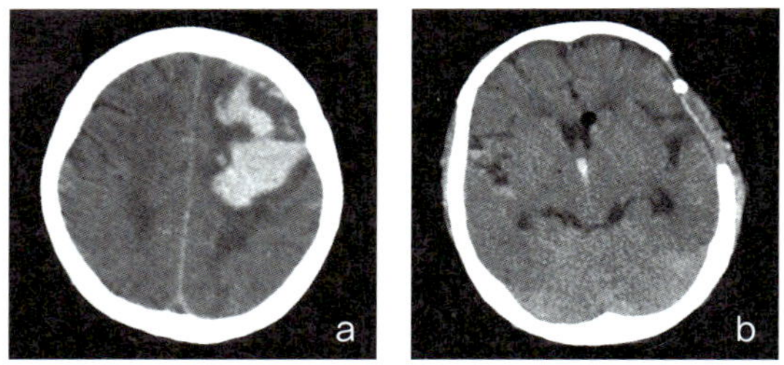

그림 2. a. 수술환자-수술전후뇌압이 너무 증가된 경우
b. 두개골의 일부를 열어 뇌압을 우선적으로 낮춘다.

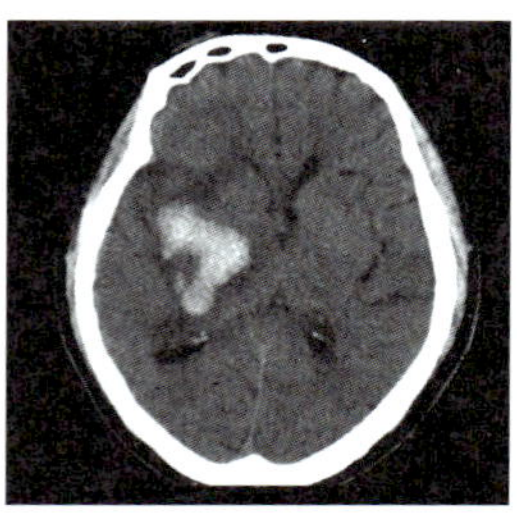

그림 3. 뇌부종으로 우반구에서 좌반구로 밀음: 뇌부종이 심해지면 머리 가운데에 있는 호흡중추를 압박하여 위험해질 수 있는 상황이지만 후유증 등을 고려하여 의사의 판단에 따라 수술을 할 수도, 안 하고 약물치료로써 뇌압을 낮출 수도 있는데, 환자의 경과 여부에 따라 결정한다.

또 혈관이 꽈리모양으로 튀어나온 동맥류가 터지면 지주막하 출혈(그림 4)과 뇌실출혈 등이 같이 오기도 하는데 이런 경우는 상태가 위중하므로 당연히 수술을 하며 그 기형을 없애는 수술을 합니다. 동맥류를 제거하는 방법의 하나로 수술을 안 하고 혈관조영술을 하면서 동맥류안에 특수한 코일을 넣어 동맥류안의 혈액을 굳게 하기도 하며(그림 6) 이는 뒤에 설명할 방사선중재술을 이용한 방법의 하나입니다. 하지만 수술을 안 해도 되는 좋은 점은 있지만 경제적 부담이 있고 모든 위치의 동맥류에서 할 수 있는 것은 아닙니다. 또 동맥류의 위치나 모양에 따라 클립으로 잡아서 동맥류로 혈액순환이 안 되게 해서 터지지 못하게 하는 방법도 있습니다(그림 5).

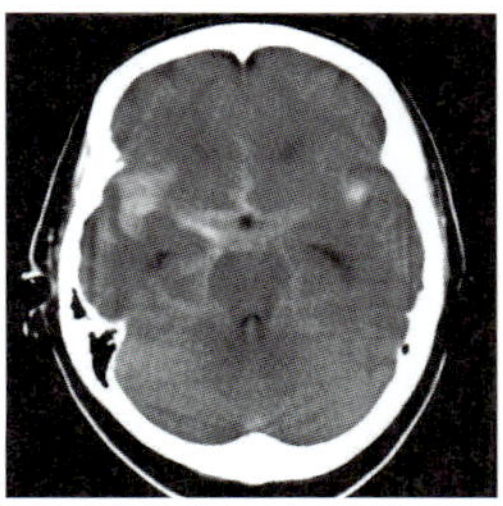

그림 4. 지주막하출혈

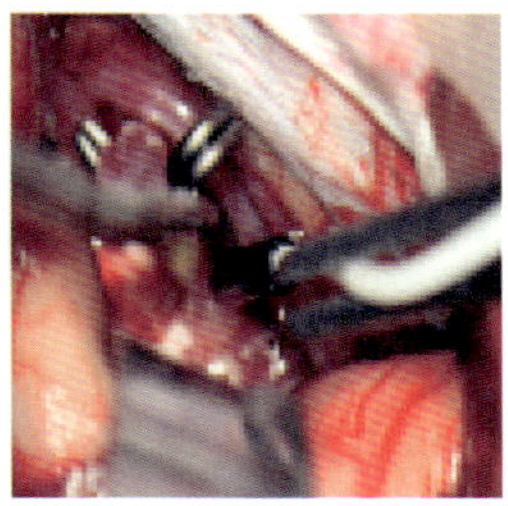

그림 5. 클립으로 동맥류의 목 부분을 잡아주는 모습

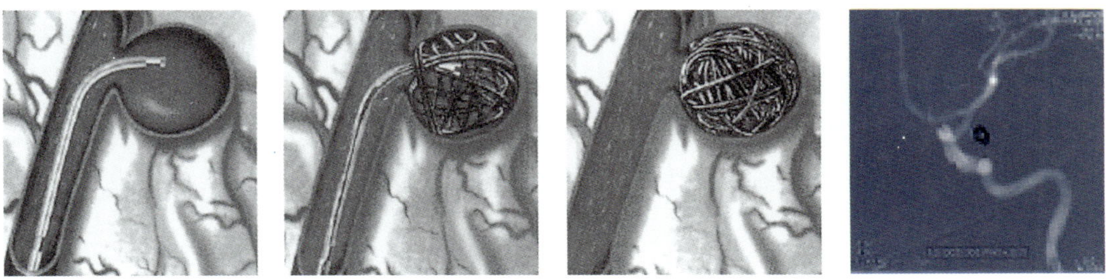

그림 6. 동맥류안에 코일을 넣어 동맥류가 터지지 않게 하는 시술 모형도와 실제코일을 넣은 상태에서 찍은 혈관 조영사진

● **혈관이 막혔다고 하던데** 이러한 뇌경색에서도 수술을 하나요?

뇌경색에서 수술하는 경우는 흔하진 않지만 머릿속의 가장 큰 혈관인 중대뇌동맥이나 목 부위의 경동맥에서 혈관이 막힌 부위가 너무 커서 뇌경색 부위가 부우면 숨골인 뇌간을 압박하게 되어 생명이 위험해지므로 두개골을 열거나 뇌의 일부분을 잘라주어 뇌압을 줄여 생명을 건지지만 후유장애가 많이 남습니다. 따라서 중풍이 발병하기 전에 평소 몸 관리를 하는 것이 대단히 중요합니다.

● **중풍 예방을 위한 수술**도 있나요?

심장에서 목으로 해서 뇌로 혈관이 올라가 뇌에 필요한 산소와 영양을 공급하는데 '목을 지나간다' 해서 경동맥이라 불리는 혈관이 있는데, 이 혈관은 동맥경화가 잘 일어나며 대신 수술하기는 비교적 쉬운 혈관이라 동맥내막절제술을 하여 넓혀줍니다. 또 의학적으로는 수술과는 다른 시술로서 중재적 방사선술이라는 방법이 있는데, 혈관을 따라 튜브 끝에 펴지지 않은 풍선을 넣고 좁아진 부위에서 풍선을 펴서 혈관을 넓히거나 스텐트라는 그물망으로 혈관을 펴서 고정하는 방법도 중풍을 방지하는 적극적인 방법의 하나입니다. 하지만 시술 후 약간의 혈전이 떨어져 도리어 뇌경색을 유발하거나 몇 년 후에 다시 혈관이 막히기도 하므로 혈관의 협착 정도에 따라 심하지 않으면 아스피린 같은 약물치료를 우선으로 합니다.

한방에선 저자들이 개발한 약으로 국제학술지에 효능을 인정받은 청혈단을 동맥경화, 고지혈증치료와 중풍 예방에 부작용없이 사용하고 있으며, 지금도 환자들의 건강을 위하여 간편하면서도 부작용없이 복용할 수 있는 다양한 약재를 개발 중입니다.

4) 중풍은 시기별로 치료 목표가 다르다는데?

네, 발병시기에 따라 치료 목표와 치료법이 달라집니다.

응급시 대처할 사항으로는 먼저 119를 부르거나 기타 교통편으로 바로 병원에 가는 동시에 병의 악화를 최소화하기 위하여 벨트를 풀고 의복을 느슨하게 하며, 의식이 없는 경우는 머리를 뒤로 젖혀 호흡을 원활하게 하고, 구토 시에는 머리를 옆으로 돌리며, 경련 발작 시에는 혀를 깨물지 않게 손수건 등을 말아 치아사이에 끼웁니다. 우황청심원 복용이 도움이 되지만 의식이 없거나 음식을 삼키기 어려운 경우는 우황청심원이나 물 등 어떠한 것도 입으로 먹이지 않도록 합니다.

● **급성기의 한방치료**에는 어떤 게 있나요?

중풍 초기치료에는 침 치료와 한약치료법 등이 있는데 침 치료는 뒷장에서 자세히 다루기로 하고 약물치료만 보자면 한방에서는 '개규법' 이라 해서 머리와 몸 전체 기와 혈맥을 소통시켜 기를 조절하는 치료調氣를 통하여 중풍의 진행이나 악화를 막아주고 정신이 혼미해지고, 가래가 많아지고 호흡이 불편하거나 사지장애가 동반되는 경우는 소풍疎風, 청열清熱, 치담治痰, 사하瀉下, 개규開竅라 하여 혈압을 조절하고, 가래를 조절하여 호흡을 유지하게 하고, 몸의 체온이나 환자가 느끼는 열감이나 가슴답답함, 대소변이상 등을 조절하여 환자의 활력징후vital sign를 정상이 되도록 하여 급성기의 위급함에서 빠른 안정을 도모하여 추후 후유증을 최소화하는 치료를 합니다. 이와 같은 치료에는 변증치료辨證 _일련의 연관된 증의 패턴들을 모아 원칙을 찾아냄, 대증치료 가지고 있는 증상 하나하나에 맞춰서 치료, 체질치료가 있습니다.

● 그럼 **급성기 치료**에 쓸 수 있는 대표적인 한약을 좀 소개해 주세요.

대표적인 약은 여러 가지가 있지만 흔히 알고 있는 약에는 우황청심원과 소합향원이 있고 성향정기산, 소속명탕 등의 약과 체질약으로는 청폐사간탕, 양격산화탕 등의 약들을 사용합니다. 이 중 우황청심원과 청폐사간탕은 국제적으로 인정받는 학술지에 그 효능과 안정성을 검증받았습니다.

표 1. 한약의 8가지 중풍치료법

1	정신을 깨게 하는 개규開竅법 : 우황청심원, 사향소합원 등
2	풍기風氣를 몰아내는 소풍疏風법 : 속명탕, 거풍산, 소풍정기산 등
3	몸속의 열을 내려주는 청열淸熱법 : 방풍통성산, 청폐사간탕, 양격산화탕 등
4	몸속의 담을 삭혀주는 치담治痰법 : 도담탕, 척담탕 등
5	전신의 기운을 잘 돌게 하는 순기順氣법 : 성향정기산, 오약순기산 등
6	혈액의 순환을 원활하게 하는 활혈活血법 : 보양환오탕, 혈부축어탕 등
7	기운과 피를 보충해주는 보기혈補氣血법 : 대보탕, 팔물탕 등
8	몸의 탁한 기운을 대소변으로 배출시키는 사하瀉下법 : 자윤탕, 대승기탕 등

● 한방과 양방치료를 같이 하기도 하는데 **양방치료**에 대해서도 간단한 설명을 해 주세요.

참고로 양방치료는 혈관을 뚫는 약으로 알려진 혈전 용해제를 사용하여 혈관을 뚫는 시도를 하여 후유증을 최소화하는 데 많은 공헌을 하고 있습니다만 혈관이 막힌 후 최소한 3시간에서 6시간 이내에 해야 효과가 있기 때문에 시간이 경과된 환자에겐 해당되지 않습니다. 또한 혈전용해제 사용에 따르는 출혈의 부작용이 있고, 어떤 환자에게는 극적인 효과가 있지만, 또 어떤 환자에게는 아무런 효과가 없이 중풍이 진행되기도 하기 때문에 혈전용해제 투여가 어렵거나 적응증이 안 되는 경우가 많습니다. 이에 반해 한방치료는 급성기 중풍 치료와 함께 부작용을 최소화 할 수 있습니다.

● **회복기 치료원칙**에 대해서도 설명해주세요.

뇌출혈이든 뇌경색이든 급성기가 지나면 회복과 후유장애를 최소화 하는데 초점을 맞춰야 합니다. 급성기에는 앞장에서도 언급했지만 개규법으로 머리와 몸 전체 기와 혈맥을 소통시켜주는 치료調氣를 통하여 중풍의 진행이나 악화를 막아주는 중풍 구급치료법을 사용하지만 회복기에는 환자가 가진 증상들을 개선하고 최소화하는 치료법이 사용되며 침구치료나 한약치료, 도인안마, 수기요법, 재활치료 등을 병행합니다. 회복기(후유증기 포함)의 구체적인 치료법은 뒷장에서 증상 하나 하나 자세히 설명하겠습니다.

● 그럼, **회복기의 치료법**을 소개해 주세요.

한방에선 대부분의 병은 몸의 불균형에서 오는 것으로 앞장의 원인부분에서도 설명이 되었지만 고혈압, 당뇨, 심장병, 비만, 흡연 등 중풍 위험인자가 과로와 스트레스 등과 겹치면 몸의 불균형이 심화되면서 중풍이 발병하게 됩니다. 따라서 혈압을 조절하고 당뇨약을 먹고 꾸준히 병의 위험인자들로 알려진 질환 등을 조절하여도 중풍이 발생하는 수많은 환자들을 볼 수 있습니다. 이는 몸의 근본적 불균형상태가 개선이 안 되고 겉으로 보이는 질환만 치료하기 때문이며, 이런 점에서 한방은 불균형을 조절하여 예방도 할 수 있고 치료도 할 수 있는 장점이 있습니다. 이런 불균형 조절법에는 뒤에 자세히 언급할 변증치료, 대증치료, 체질치료가 있습니다. 급성기가 주로 개규, 소풍, 청열, 치담, 순기, 사하법위주라면 회복기에는 보기혈, 활혈법위주가 많습니다(8가지 중풍 치료법을 참고로 하세요). 하지만 같은 치료법을 써도 환자개개인의 원인이 다르면 증상들이 다르므로 치료약들이 달라집니다. 회복기도 같은 약이 아니고 환자의 증상과 체질 등에 따라 사용하는 약재와 치료가 달라지니 일종의 나에게 딱 맞는 맞춤의학이라 할 수 있습니다.

표 2. 중풍에서 흔히 볼 수 있는 증상과 처방 예

질환	원인	다빈도 한방처방
뇌혈관 장애	화열/습담	청폐사간탕, 청혈강기산, 청심연자탕, 황연해독탕 등
	대변	대승기탕, 자윤탕, 소풍순기환, 가미승기환 등
	소변	팔정산, 금목팔정산, 방풍통성산 등
두통/현운	담궐	견통도담탕, 반하백출천마탕 등
	열증	청상견통탕, 가감청간탕 등
	기허	보중익기탕, 양혈거풍탕 등 등
수족저림/통증	허증	사물탕, 팔물탕, 쌍화탕, 십전대보탕 등
	실증	영선제통음, 소풍활혈탕, 대강활탕 등
	허실증	백중환 등
언어장애	실증	소풍보심도담탕 등
	허증	자수해어탕, 신력탕 등
불면증/신경증	실증(열증)	가미소요산, 억간산, 황연해독탕, 강심산 등
	허증	귀비탕, 온담탕, 보심건비탕, 계지가용골모려탕 등

● **맞춤의학**이라면 회복기 치료법이 양방치료랑 차이가 있나요?

네, 차이가 있죠. 양방에선 급성기가 지나면 그 후는 재활치료위주로 하면서 약은 혈압약이나 당뇨약 그리고 앞으로 중풍을 예방하는 약(아스피린과 같은 항혈소판제제나 항응고제)들로 대부분의 환자들이 거의 평생 같은 약을 복용합니다. 그런 면에선 한방은 급성기에도 효과가 있지만 회복기에 들면서 상대적으로 더 많은 강점들을 가지고 있는 셈입니다. 어쨌든 개개인의 불균형을 찾아 조절하는 데 있어 우선순위를 살펴 몸의 부족함과 넘침을 파악하여 조절해주니까요! 회복기는 넘침보다는 부족함이 많아 거의 대부분이 힘이 없다, 아프다 등을 호소하므로 정기를 보하면서 통증을 조절하는 등의 문제점을 해결하는 치료법을 응용합니다.

표 3. 급성기, 후유증기의 진단과 변증, 치료과정에 대한 도식표

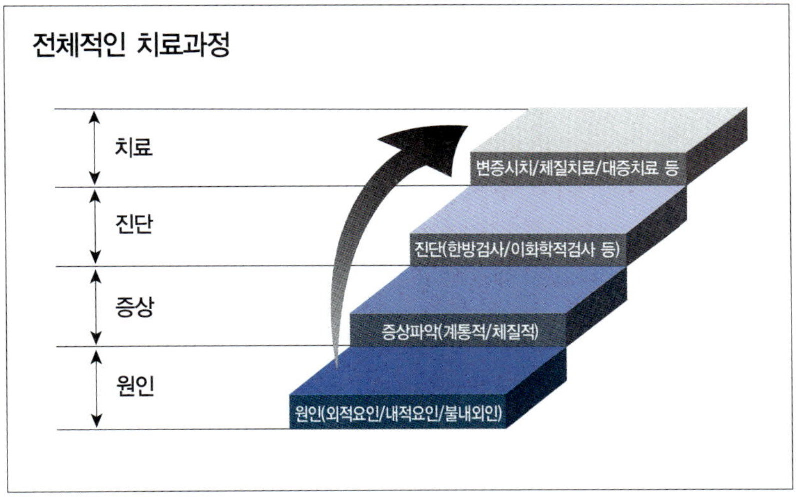

● 참고로 **변증치료법**이란 용어자체가 생소하고 어려운데, 더 자세한 설명을 해주세요.

4장에서 설명한 망문문절 사진법에 의해 모아진 환자 정보들을 정보간의 관련성을 근거로 해서 분석, 분류하여 발병의 원인과 병변부위, 병리변화 및 예후 등을 추론하여 진단에 임하는 일련의 과정을 가리켜 변증辨證이라고 합니다. 분류방법에 따라 변증법이 다양하고 치료의 선택과 운용이 달라집니다.

● **다양한 변증방법**이 있다고 하셨는데 대표적인 것 몇 가지 소개해 주세요.

우선 팔강변증이 있습니다. 팔강이란 8가지 대표로 음양, 표리 한열, 허실을 말하는데요, 양증에는 표증, 열증, 실증이 포함되고 음증에는 리증, 한증, 허증이 포함됩니다. 우리 몸의 증상이 다양하게 나타나는 것을 장부와 관련지어 분석 · 분류함으로써 질병의 속성, 병의 부위, 병의 심한 정도, 개체반응의 강약을 탐구하여 전신의 불균형을 진단 치료하는 것입니다. 기존 한방 이론 중 가장 근간이 되는 변증 방법으로 여러분이 익히 들어 알고 있는 동의보감처방이 여기에 해당됩니다.

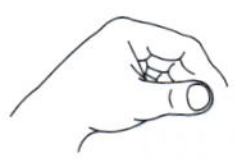

표리는 질병의 발병깊이와 경중을 의미하여 표증은 피부, 몸의 바깥부분, 경락의 병이 있을 때의 증상을 말하며, 리증은 골수, 오장과 육부의 병 증상이 있을 때를 말합니다.

한열은 질병의 성질(증상을 보고 질병의 차가운 성질과 뜨거운 성질)을 말하는 것으로 한증은 오한, 얼굴색이 창백, 손발이 차거나, 복통, 설사, 맑은 소변 등의 증상을 보이고 열증은 얼굴이나 소변색이 붉고, 갈증이 나고, 변비, 손발바닥의 열감 증상이 나타냅니다.

허실은 사기(내 몸 밖의 질병 원인 인자)와 정기(내 몸의 정상적인 기운)의 강약을 말하는 것으로 허증이란 정기가 허한 것으로 얼굴색이 창백 혹 노랗고 기운이 없고 쉬 피로하고, 얕은 호흡, 소화불량, 밤에 잘 때나 활동 시 땀이 많이 나고, 어지럽고, 가슴이 두근거리고, 피부가 건조하고 머리카락이 잘 빠지고, 손발저림 등이 있으며 실증에는 사기가 실한 것으로 번열, 발광, 헛소리, 복부경결동통 등이 있습니다.

팔강변증 외에 나머지 **변증법**도 설명해 주세요.

팔강변증 외에 육경변증과 체질변증에 대해 설명해 드리겠습니다.

우리 몸은 '경락'이라 하여 혈관과 신경처럼 전신에 그물망같은 네트워크가 분포되어 있는데, 이 경락이 기혈의 통로가 되어 침이나 뜸 치료 시 몸 외부에서 치료를 해도 내부 장기나 침놓은 부위와 다른 곳에 위치한 병도 치료할 수 있습니다. 중풍환자가 침을 손발에 맞아도 대뇌를 자극하여 치료효과를 볼 수 있는 이유도 경락이 있기 때문입니다. 이런 경락에 병이 침입한 정도에 따라 이름을 붙인 것이 '육경변증'이며, 이 원리를 응용하여 기술한 대표적 책이 『상한론』으로 중국에서 생긴 이론과 치료법이지만 일본에서 많이 발전되었습니다.

'체질변증' 중 가장 대표적인 것은 조선시대 이제마(1837~1900)가 『동의수세보원』에서 제창한 사상체질의학으로 사람을 체질적 특성에 따라 태양인, 소양인, 태음인, 소음인의 네 가지로 분류하고 그에 따라 병을 진단, 치료합니다. 사상의학이 의학으로써 갖는 의미는 세상에는 똑같은 모습의 사람이 존재하지 않는 것처럼, 같은 오장육부를 가지고 있더라도 그 기능의 허약하고 실한 상태가 각기 다르기 때문에 사람마다 독특한 생리기능을 발휘합니다. 한방에서는 이를 체질이라 하며 이러한 체질의 특이성에 의해 사람들은 성격이나 음식의 기호, 체격, 자주 걸리는 질환까지도 차이가 나게 됩니다. 따라서 사상의학은 개개인의 체질적 특성을 고려하여 예방 의학적 측면의 섭생법과 치료 방법을 연구하고 더 나아가서 정신적 수양과 무병장수, 인간다운 삶을 모색해주는 의학입니다.

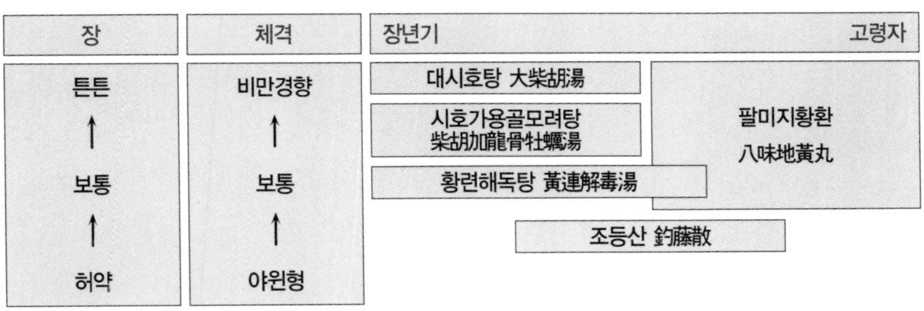

예 : 고혈압환자의 처방운용이 다양하면서 체질과 나이, 증상에 따라 다름을 보여 줍니다.

● 그럼 **체질변증법**을 이용하여 중풍치료도 가능하다는 말씀이신가요?

그럼요. 사상체질四象體質에 따른 장부대소臟腑大小 _오장육부의 기능의 강, 약을 말함와 발병원인에 따라 치료를 하므로 중풍환자의 강약, 허실, 원인, 증상을 보고 중풍치료를 합니다.

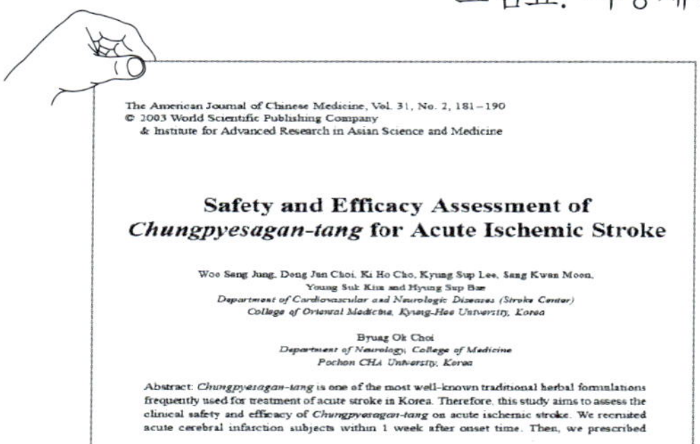

The American Journal of Chinese Medicine, Vol. 31, No. 2, 181–190
© 2003 World Scientific Publishing Company
& Institute for Advanced Research in Asian Science and Medicine

Safety and Efficacy Assessment of *Chungpyesagan-tang* for Acute Ischemic Stroke

Woo Sang Jung, Dong Jun Choi, Ki Ho Cho, Kyung Sup Lee, Sang Kwan Moon, Young Suk Kim and Hyung Sup Bae
Department of Cardiovascular and Neurologic Diseases (Stroke Center)
College of Oriental Medicine, Kyung-Hee University, Korea

Byung Ok Choi
Department of Neurology, College of Medicine
Pochon CHA University, Korea

Abstract: *Chungpyesagan-tang* is one of the most well-known traditional herbal formulations frequently used for treatment of acute stroke in Korea. Therefore, this study aims to assess the clinical safety and efficacy of *Chungpyesagan-tang* on acute ischemic stroke. We recruited acute cerebral infarction subjects within 1 week after onset time. Then, we prescribed

출처 : 2003년 국제 학술지에 실린 청폐사간탕의 급성기 뇌경색 환자에 대한 치료효능과 안정성에 대한 논문 The American Journal of Chinese Medicine. 2003;31(2):81-90.

저자들은 사상체질에 따른 치료법으로 태음인에 사용되는 청폐사간탕의 급성기 뇌경색에 대한 치료효능 및 안전성을 검증하기 위하여 연구한 바 급성기 뇌경색 환자들을 대상으로 청폐사간탕을 하루 세 번 2주간 복용시킨 결과 기존의 서양의학적 치료만을 받은 군에 비해 신경학적 결손증상이 유의하게 호전되었으며, 청폐사간탕 복용에 의한 부작용이나 간과 신장의 부담도 없는 걸로 밝혀졌습니다.

5) 나는 한약을 먹고 싶은데 어떤 사람들, 혹 일부 의사들은 한약을 먹지 말라고 하는데, 병원을 다니는 입장에서 정말 곤란해요! 한약을 쓰는 게 좋을까요?

정답은 "한약! 한약을 쓰는 게 좋다" 입니다. 수술 적응증과 재활치료를 제외한 대부분의 중풍치료에 있어 양방에서 그 치료법이 약물치료법인 것처럼 한방에서도 한약을 이용하여 치료를 하는 것은 당연하나 그 우수한 치료효과에도 불구하고 마치 일부를 제외한 대부분의 의사들은 비과학적이고 한약을 쓰면 큰일 날 것처럼 얘기합니다. 이는 한방에 대한 이해부족과 의사의 한방교육(참고로 한의과대학에선 필수과목으로 서양의학의 기초를 배움)이 선행되지 않은 상태에서 실제 임상에선 환자들이 이쪽과 저쪽을 드나들고 있기 때문이며, 또 하나는 우리내부의 연구나 연구결과에 대한 홍보부족을 원인으로 들 수 있겠습니다. 한약을 쓰면 큰일 날 것 같은 분위기가 조성된 것은 위의 원인 말고도 사회, 교육제도 전반에 걸친 문제가 복잡하게 얽혀있어 여기선 이정도로만 하겠습니다.

● 그럼 한방이 보다 발전적이고 과학적인 방향으로 나아가기 위해 **여러 연구자들이 노력**하고 있는 부분이 있다면 소개 좀 해 주세요.

그 동안 중풍의 한방 치료 선호도가 높음에도 학문적으로 확실하게 효과를 인정받지 못했던 여러 가지 요인이 있는데, 그 점을 보완하기 위해 다음과 같은 부분에서 노력 중입니다.

우선 높은 수준의 근거자료가 되기 위해 무작위 대조군 설정연구가 필수적 요소이므로 무작위 대조군 설정 연구, 두 번째는 위약효과Placebo effect가 배제되어야 하므로 연구에선 이런 효과들이 끼어들지 않게 연구를 하며 이를 위해 위성 침자극의 개발과 위약의 개발, 세 번째는 중풍의 경우 복잡한 요인들 즉 병변의 크기나 위치, 장애의 정도, 나이, 과거력 등 많은 요소를 고려해야 하므로 통계학적 계산에 의한 충분한 연구대상자 설정, 네 번째는 한방적 치료의 표준화로 한방적 치료는 변증시치의 원칙에 의거 같은 질환이라도 다르게 치료할 수 있으나 그 역시 표준화된 몇 가지 치료모델의 설정을 통한 연구에 노력 중입니다. 다섯 번째는 치료효과를 평가하는 도구들이 각각의 연구들마다 상이하게 제시되고 있는데 한방적 치료효과를 검증하기에 가장 적합한 도구를 찾는 일입니다. 그 일환으로 암환자치료평가도구로 많이 쓰는 '삶의 질QOL _Quality of Life'을 평가하는 척도를 중풍환자의 회복정도를 평가하는 도구로 이용하여 기능장애의 개선이나 신경학적 결손정도의 개선뿐 아니라 인간적인 관점에서 신체적, 심리적, 사회적인 측면을 평가합니다.

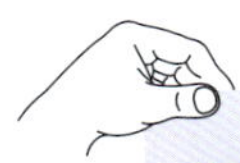

위약효과란 진짜약이나 침이 아니고 가짜약이나 가짜로 침을 맞은 경우도 환자는 약을 먹고, 침을 맞았다는 생각에 치료효과가 나타나는 현상입니다.

● 그럼, 지금 하고 있는 **연구 중 예**를 하나 들어주신다면…….

우리 저자들이 공동연구하고 있는 과제의 하나가 항응고제사용과 한약을 병용했을 때 과연 우려하는 것처럼 출혈과 같은 부작용이나 환자에게 다른 부작용 등이 생기는지와 안정성에 대한 연구가 진행 중입니다. 기존의 한·양방 협진을 통한 수많은 환자들 예에서 기우임이 같이 치료했던 의사들도 인정하지만 이 역시 논문을 통한 정식 과학적 데이터를 통해 입증하기 위해 연구 중이며 이 결과가 나오면 막연히 항응고제(와파린 등)를 복용한다고 우수한 한약을 못 먹게 하는 일은 다소 개선되리라 생각합니다.

6) 중풍이 오면 우황청심원을 반드시 먹어야 한다고 하는데, 우황청심원은 어떤 약인가요?

우선 중풍이 오면 우황청심원을 먹는데, 주의할 점은 앞서 제3장에서 언급했듯이 중풍 발병 직후 연하장애라고 하는 삼키는 장애가 있으면 기도폐색이나 기도로 넘어가 폐렴이 되므로 입원한 후 콧줄(L자형 튜브)을 통해 복용해야 합니다.

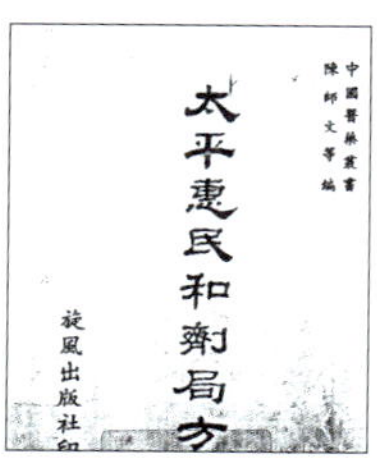

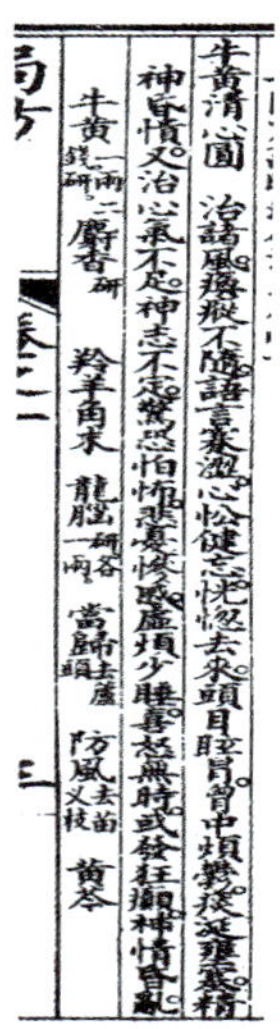
牛黃清心圓 治諸風緩縱不隨語言蹇澁心怔健忘恍惚去來頭目眩冒胸中煩鬱痰涎壅塞精神昏憒又治心氣不足神志不定驚恐怕怖悲憂慘慼虛煩少睡喜怒無時或發狂顛神情昏亂

牛黃 一兩二錢研 麝香研 羚羊角末 龍腦一兩研 當歸去蘆 防風去苗 黃芩

『태평혜민화제국방』에 나온 우황청심원의 주요 치료질환과 처방구성

우황청심원은 송나라 때 태평혜민화제국방太平惠民和劑局方에 최초로 수록된 이래로 중풍, 고혈압, 동맥경화증, 자율신경실조증, 정신불안증, 히스테리, 불면 등에 활용되며, 중풍의 구급약으로서뿐만 아니라 심뇌혈관계 및 신경계 질환에 널리 응용되고 있어서, 최근에 우리들은 이 우황청심원을 가지고 기초연구와 임상연구를 진행하였습니다. 기초 연구들은 미국의학학술잡지에 실렸으며, 임상연구내용은 우황청심원이 뇌혈류 및 혈압에 미치는 효과를 연구하기 위하여 우황청심원을 복용한 뒤 20분, 40분, 60분 후

뇌혈류 및 혈압을 측정한 결과 청심원이 뇌 내 저항혈관을 확장시키는 효과가 있었습니다. 이는 중풍에 우황청심원이 효과가 있다는 것이죠.

7) 시중에 시판되는 청심원은 동물보호법인가 뭔가에 의해 주요성분이 빠졌다는데 사실인가요?

아닙니다. 현재의 우황청심원의 처방구성은 동의보감에 기록된 내용을 근원으로 하고 있으나, 최근 우황청심원의 구성약물 중에서 중금속의 독성에 의한 안전성이 충분히 확보되지 못한 이유로 수은을 주성분으로 하는 경면주사 및 비소를 주성분으로 하는 석웅황을 처방에서 삭제하였으며, 근래에 와서는 CITES _멸종 위기에 처한 동물과 식물 상거래에 관한 국제회의에 의해 국제적으로 무역거래를 할 수 없는 서각이 사용금지 됨으로서 처방에서 삭제되었습니다. 한편, 1996년 10월부터 CITES시행으로 우황청심원의 주성분의 하나인 사향을 사용할 수 없게 됨에 따라 우황청심원 처방에서 사향을 배제하고 영묘향을 추가하여 새로이 개발된 청심원이 뇌졸중에 대하여 기존의 우황청심원과 동등한 효능 및 안전성을 갖느냐하는 연구를 시행한 결과 뇌졸중의 회복정도 및 부작용에 대하여 기존의 우황청심원보다 우수한 효력이 있고, 뇌졸중 치료에 대한 효능 및 안전성에 대하여 원래 동의보감 처방과 동등한 임상적 효능을 가지는 것을 알 수 있었습니다. 따라서 대체약을 사용한 우황청심원도 효과가 있습니다.

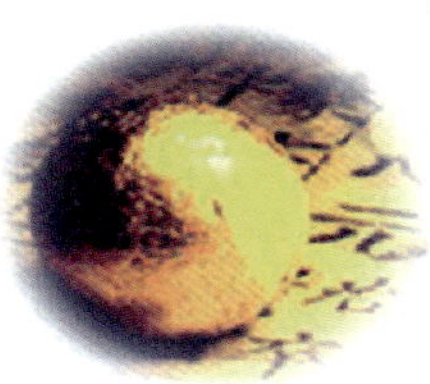

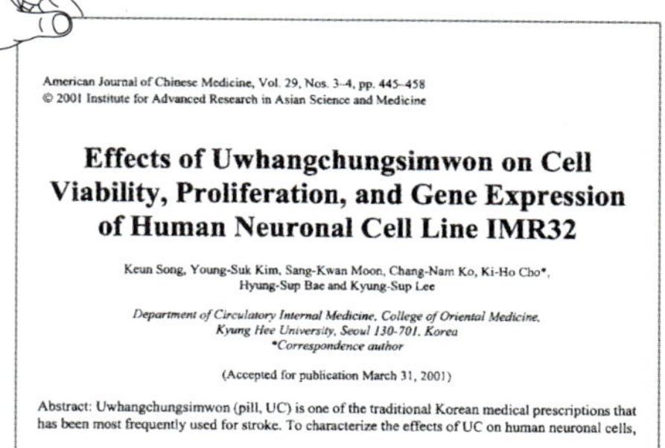
American Journal of Chinese Medicine, Vol. 29, Nos. 3-4, pp. 445-458

Effects of Uwhangchungsimwon on Cell Viability, Proliferation, and Gene Expression of Human Neuronal Cell Line IMR32

Keun Song, Young-Suk Kim, Sang-Kwan Moon, Chang-Nam Ko, Ki-Ho Cho*, Hyung-Sup Bae and Kyung-Sup Lee

Department of Circulatory Internal Medicine, College of Oriental Medicine, Kyung Hee University, Seoul 130-701, Korea
**Correspondence author*

(Accepted for publication March 31, 2001)

Abstract: Uwhangchungsimwon (pill, UC) is one of the traditional Korean medical prescriptions that has been most frequently used for stroke. To characterize the effects of UC on human neuronal cells,

출처 : 우황청심원의 효능이 실린 기초 연구
The American Journal of Chinese Medicine Vol. 29, Nos. 3-4, 445-458

8) 한약을 먹으면 간이 나빠진다고 하던데, 간과 신장에 안전한가요?

한방에서 쓰이는 한약들은 일반적으로 부작용 면에서 비교적 안전하다고 알려져 왔지만 검증을 위해 최근 한약의 부작용에 관한 연구가 활발합니다. 이런 연구에는 약재를 중심으로 한 독성 연구와 약재에 포함된 중금속이나 표백제 함량 연구로 나뉩니다.

한약이 인체에 미치는 부작용에 대해서는 주로 간이나 신장에 영향을 미치는지에 대한 연구가 활발한데, 한약의 간 손상에 관한 연구는 주로 특정 성분을 포함한 한약이 간에 미치는 영향과 역학적인 조사를 통하여 한약을 조금이라도 복용한 과거력이 조사되면 한약이 간 기능이상에 영향을 미쳤다고 보고하는 연구로 나뉩니다. 그러나 이러한 연구들은 사실과 다른 부분이 많아 실제 임상적인 충분한 검증의 결여로 인하여 의학적, 사회적으로 많은 혼란을 초래합니다.

한약의 장기투여가 간 손상에 미치는 영향을 평가하기 위해 경희의료원 한방병원에 일정기간 지속적으로 입원하여 한약을 복용한 환자 312명을 대상으로 복용 전후의 간 기능검사 수치변화를 관찰한 결과 한약의 장기복용이 간 손상에 영향을 미치지 않았습니다. 아울러, 독성이 강하여 실제 임상에서 처방 및 투약의 경우에 많은 주의를 필요로 하는 약재인 부자를 포함하고 있는 한약처방이 간효소치에 미치는 영향을 평가한 증례보고에서도 복용전후의 간 기능검사 수치변화를 관찰한 결과 부자를 포함하는 처방은 간효소치에 별다른 영향을 미치지 않았습니다.

이상과 같이 한약의 간독성에 대한 임상적 관찰을 통하여 한약이 간 기능에 미치는 영향은 없는 것으로 나타났으나, 모든 사람에게 괜찮은 약이라도 나한테만 독성을 일으키는 개체 특이 반응도 있으므로 약을 복용할 때는 세심한 관찰이 필요합니다.

2. 한약과 양약 같이 복용해도 되나요?

요즈음 저희 아버지도 그렇고 기본적으로 혈압약이나 당뇨약 등 하나쯤은 양약을 복용하고 계시는 분들이 많은데, 한약과 양약을 같이 복용하고자(병용투여) 할 때 과연 효과나 부작용은 어떤지? 또 복용방법 등이 궁금해요. 자세히 설명 좀 해주세요.

네, 중풍환자에 있어선 한약만 복용하는 것보다 양약을 같이 복용하는 부분에 대한 궁금증이 더 많으실 겁니다. 그래서 우선 한약과 양약의 차이점을 이해하고 병용투여의 목적과 복용법에 대해 알아보겠습니다.

1) 병용요법은 언제부터 시작되었나요?

약 20~30년 전부터 중국에서는 '중서의 결합Integrated Traditional and West Medicine'이라는 단어가 정식 학회지나 학회에서 사용되고 있으나 우리나라에선 한약과 양약의 병용요법(같이 복용하는 법)에 관해서는 아직도 초보적 단계입니다. 일본의 경우도 별반 다르진 않으나 『동서의학 진료가이드북』에 양약과 한약 병용 요법에 대한 가이드라인이 잘 제시되어 있어 그 책에 소개된 내용의 일부를 인용하여 지금부터 병용요법에 대해 설명하겠습니다.

2) 의학지식은 없지만 아마 양약과 한약이 똑같은 약이라면 사람들이 동시에 같이 먹으려고 하진 않았을 것 같아요. 과연 한약과 양약은 어떤 차이점이 있어 병용을 할 수 있는지 그 근거는 무엇인지요?

한방과 서양의학은 학문적체계가 다르고, 따라서 운용하는 약의 약리학도 다릅니다(표 4 참조). 임상적인 관점에서는 작용기전이나 작용점이 다르기 때문에 병용이 가능합니다. 또 양약을 도리어 증가해서 투약해야 할 경우나 혹은 부작용의 발생 측면에서 이를 방지 또는 경감할 수 있기 때문에 병용할 수 있습니다. 질문하신 것처럼 결론적으로 다른 원리로 약을 사용하고 합성이 아닌 천연물로 약을 사용하므로 같은 성분의 약이 중복되는 일은 거의 없습니다.

표 4. 한약과 양약의 비교

	한방약	양약
기원	천연물	합성
성분	다성분	단일성분
투여경로	주로경구투여(입으로)	비경구도 가능
작용	완화	강력
효과발현	늦다	빠르다
작용점	복수	단수
임상효과	완화	강력
복용중단 후 증상	안정	재발
부작용	적다	잦다
적응질환	기능적	기질적
처방기준	증에 따름	병명에 따름

3) 같이 복용할 때의 목적 및 장점을 자세히 말씀해 주세요.

혈압약이나 혈당강하제와 한약을 같이 복용하는 이유는 치료기간 단축과 치료영역의 확대, 치료효과를 높여 주고 양약의 부작용방지 또는 감량이 목적입니다. 따라서 병용투여는 현재 복용하는 용량을 감소시킬 수 있고 약을 먹어도 혈압이 오르락내리락하거나 혈당수치가 오르락내리락하면서 안정이 안 될 때에 안정시켜주는 효과가 있습니다. 이렇게 혈압이나 혈당이 불안정한 것은 몸이 피곤하거나 힘들 때 많이 나타나므로 한약투여를 병행하여 몸을 평형상태로 만들어 양약의 용량을 안정적으로 유지하거나 감량할 수 있습니다.

(1) 치료기간 단축과 치료효과를 깊이 있게

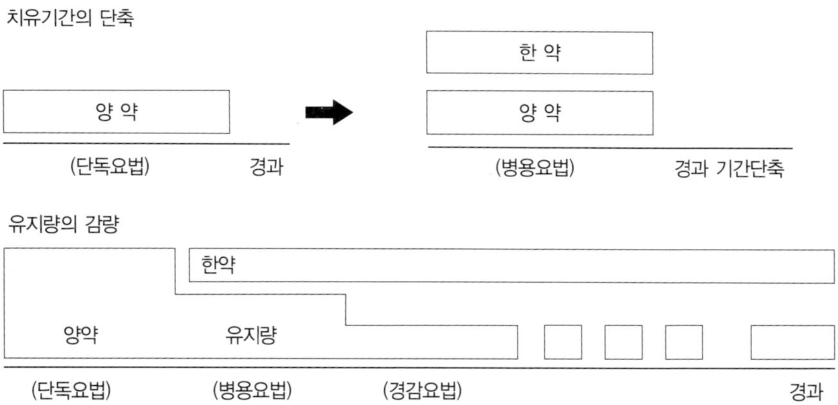

양약과 한약의 병용지침

(2) 양약의 부작용을 경감하는 한약

효능효과가 실험적으로 우수하고 안전하다고 승인된 약제라도 양약은 임상에서 응용하면 각종 부작용이 나타나는 경우가 많습니다. 양약의 부작용을 경감하는 수단에는 다양한 방법이 있지만, 부작용이 있음에도 꼭 약을 복용해야하는 경우 한약으로 부작용을 경감시키는 경우가 있습니다.

흔히 혈압강하제 사용 후 기운이 없다든지 기립성 저혈압이나 어지러운 증상이 고령자에게 나타나므로 한약의 병용이 필요하게 됩니다.

4) 한약과 양약의 병용투여 방법 및 주의사항을 말씀해 주세요.

지금까지의 많은 의견과 연구결과를 정리하면 임상에서는 현실적으로 많이 하고 있지만 아직 한약과 양약의 병용은 충분한 연구결과가 부족한 분야입니다. 따라서 다음의 방법을 준수하면 안전하게 좋은 효과를 볼 수 있겠습니다.

① 기본적으로 치료의 안전성이 확인된 약을 병용합니다.
② 환자의 경제적 부담을 경감시키기 위해서 될 수 있는 한 소량의 약에 그쳐야 합니다.
③ 한약과 양약의 동종동효同種同效의 병용은 피하여야 합니다. 즉 같은 성분의 한약과 양약을 동시에 투여하는 것은 바람직하지 않습니다.
④ 이미 양약을 복용하고 있는 환자에게는 한약을 목적을 분명히 한 다음 병용합니다.
⑤ 병용하는 방법으로서는 2가지로 나누어 볼 수 있습니다.

처음부터 병용하는 경우와 처음에는 양약만으로 대처하고, 양약의 효과가 불충분 또는 검사소견의 개선이 확인되는 데도 불구하고 환자가 몸이 뭔가 불편하다거나 호소증상이 남아 있는 경우에 대하여 사용하는 경우로 나눌 수 있습니다.

5) 한약과 양약 병용에 대한 기존 연구 결과를 알려 주시면 도움이 될 것 같아요.

다양한 병용투여가 가능하나, 중풍과 관련하여 중풍위험인자로써의 고혈압과 당뇨병에 혈압약과 혈당강하제를 복용하면서 환자가 느끼는 자각증상 개선을 위해 한약을 같이 복용하는 경우를 소개해드리겠습니다.

고혈압증

• 혈압강하제+조등산釣藤散 : 혈압강하제를 복용해도 두통이 있을 때
• 혈압강하제(ACE저해제)+맥문동탕麥門冬湯 : 혈압약으로 인한 마른기침 부작용 방지

당뇨병

• 인슐린, 경구 당뇨약+우차신기환牛車腎氣丸 : 당뇨병으로 인한 말초 신경장애 개선

6) 양약을 먹을 때 한약은 언제 복용할까요?

한약과 양약을 동시에 복용했을 때 어떤 작용이 나타나는 가는 연구가 조금씩 발표되고 있지만 복용시간에 따른 변화 등 상세한 연구는 아직 충분히 이루어지지 않았기 때문에 동시에 복용하는 것은 피하고 시간을 달리해서 30~60분 정도 간격을 두고 복용하게 하며 일반적으로 한약은 식간/식전, 양약은 식후복용하는 것이 무난합니다.

7) 혈압약, 당뇨약 등 먹는 약이 많은 데 한약을 먹을 때 양약을 끊어야 하나요? 아니면 한약과 양약을 같이 먹어도 되나요?

앞서 병용요법이 확인된 기존연구에서 보다 시피 병용투여는 대체로 안전합니다. 약의 작용점과 작용기전 복용원리가 다르기 때문에 안전하고 효과적이지만 일부 약제에서 같은 효과를 가지고 있는 것으로 알려진 약제들은 한약과 양약을 같이 투약할 때 앞서 언급한 기준에 따라 약 하나하나의 효능을 확인하고 같이 투약하여야 하며 동일한 효능이 있는 것으로 알려진 약제끼리의 사용은 피해야 합니다. 예를 들면 기관지 천식이나 감기약으로 사용되는

마황에는 에페드린이란 유효성분이 들어 있으므로 양약과 동시 복용은 안 됩니다. 이런 주의만 한다면 복용하고 있는 혈압약이나 당뇨약, 항 혈소판제제인 아스피린 등을 끊을 필요가 없으며 기본이 되는 질환이 있으면 당연히 같이 복용합니다. 다만 주치의에게 복용하고 있는 양약을 알려 줘야 하는 건 상식이겠죠.

8) 와파린(항응고제)을 복용하고 있는데 한약복용을 같이 하는 것은 좀 걱정이 되는데요?

와파린에 대해서 결론부터 말하자면 혈액검사를 하면서 병용투여를 하면 안전하면서도 원하는 치료효과를 거둘 수 있습니다. 와파린은 경구용으로 가장 많이 사용되는 항응고제로 간장에서 비타민 K의 작용을 억제하여 혈액응고인자 IIVIIIXX인자의 혈청농도를 감소시켜 혈액응고를 방지하는 약물로 혈전 색전성 질환(혈전이 막혀서 오기 쉬운 병, 예를 들면 심장질환, 심장성으로 인한 중풍 등)의 예방과 조절을 위해 항응고제를 복용하는 데 좁은 치료영역을 갖고 있고 다른 약물과 식품(특히 비타민 K가 많은 시금치 같은 야채류-다만 부작용을 일으킨다기보다 항 응고 작용을 저해할 수 있음)과의 상호작용이 폭넓게 일어나는 굉장히 민감한 약이므로 엄격한 모니터링이 요구되는 약입니다. 따라서 양방에선 다른 약과의 복용을 제한하고 있습니다. 하지만 2004년 뇌경색 환자 83명을 대상으로 와파린과 한약을 병용투여하여 연구한 바에 의하면 한약이 환자의 혈액응고인자에 직접적인 영향을 미칠 가능성은 희박하다고 보고 되고 있으며 더 큰 표본을 대상으로 안정성을 평가하기 위해 현재도 연구 중입니다.

주석

1. Sang-Kwan Moon, Young-suk Kim, Chang-Nam Ko, Hyung-sup Bae, Ki-Ho Cho and Kyung-Sup Lee, Effect of Uwhangchungsimwon on Expression of Nitric Oxide Synthase and Vascular Cell Adhesion Molecule-1 in Human Endotherial Cells. The Americn Journal of Chinese Medicine, Vol.31, No.3, 389~402.

2. 김영석, 문상관, 고창남, 조기호, 배형섭, 이경섭. 우황청심원이 정상인의 뇌혈류 및 혈압에 미치는 영향. 대한한방내과학회지. 1999;20(1):222~31.

3. 김영석, 노진환, 문상관, 조기호, 배형섭, 이경섭. 한약의 장기투여가 간손상에 미치는 영향. 경희의학. 1999;15(1):71~7.

4. 구본수, 김태경, 한진안, 문상관, 김영석. 부자를 포함한 한약처방이 간효소치에 미치는 영향-임상 6예를 중심으로 대한한의학회지. 2002;23(1):177~82.

5. 조기호, 동서의학 진료 가이드 북. 고려의학, 2001.

6. 김은주, 이상호, 김이동, 윤상필, 이준우, 홍진우, 박영민, 정우상, 조기호, 뇌경색환자의 Warfarin 복용시 한약물이 INR에 미치는 영향, 대한한의학회지 2004;25(2): 165~172.

제6장

중풍에는 역시 침을 맞아야 하나요?

제6장_ 중풍에는 역시 침을 맞아야 하나요?

1. 어머니가 중풍이 생긴 지 한 달이 되었습니다. 주위에서는 다들 침을 맞아야 된다고 하는데, 어떻게 해야 될지 모르겠습니다. 침을 맞으면 중풍에 효과가 있을까요? 물리치료는 받고 있습니다.

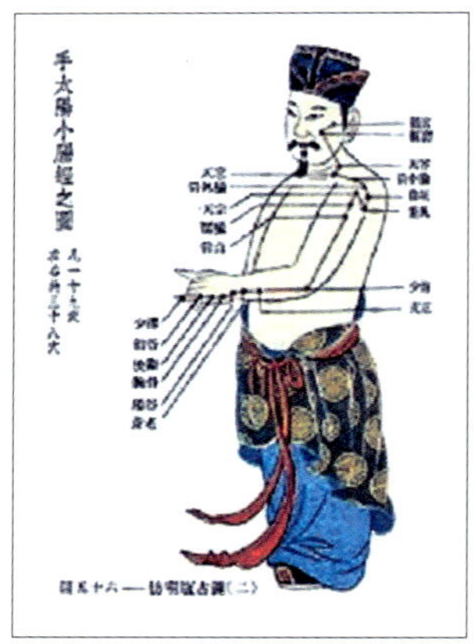

그림 1. 경락순행도

침은 중풍환자의 치료에 있어서, 매우 효과적이면서도 안전한 치료법입니다. 중풍환자에게 침 치료는 다양하게 활용되고 있습니다. 중풍 발병 초기의 응급처치는 물론 운동장애 언어장애 연하장애 안면마비 감각장애 등의 후유증을 회복시키거나, 중풍에 동반되는 두통 어지럼증 등의 증상을 완화시키는 등 널리 사용됩니다. 그런데 이러한 침 치료의 효과에 대한 임상 논문들 중에는 침이 중풍치료에 효과가 없다고 하는 경우도 간혹 있습니다. 최근 나온 임상연구 논문 몇 가지를 살펴보면 Gosman(1998), Johansson(2001), Sze(2002) 등은 중풍환자에게 침치료가 효과적이지 않다고 보고하였습니다. 그러나,

Hu(1993), Johansson(1993), Sallstrom(1995), Wong(1999) 등은 각각 중풍환자에게 침 치료를 시행하였을 때, 침 치료를 받은 환자들이 운동장애나 일상생활에서의 장애정도가 보다 효과적으로 회복되었다고 보고하였습니다. 효과가 없다고 한 논문들은 급성기 혹은 아급성기의 환자인데도 대부분 일주일에 2번 정도 침 치료를 하였으며, 환자의 특성에 관계없이 일정한 침자리에 침을 놓았다는 문제점들이 있습니다. 실제 임상에서는 중풍이 생긴 지 1개월 이내의 급성기 환자들은 대개 매일 혹은 일주일에 3회 이상 침 치료를 하게 되며, 각 환자의 상태에 따라 맞춤식으로 침을 놓게 됩니다. 이러한 방식으로 치료를 하게 되면 환자들의 증상이 효과적으로 회복됩니다.

2. '맞춤식으로 침을 놓는다'는 말은 이해가 안 되는데요.

한의사로서 환자들을 치료하는 데 있어서, 침 치료를 빼놓을 수는 없는 것입니다. 그런데, 환자들에게 침을 시술함에 있어서 매번 일어나는 마찰같은 것이 있으니, 환자분들은 아픈 곳마다 침을 맞게 해달라고 요구하고, 시술자는 본인이 진단에 의해 선정한 침 자리를 위주로 한 치료를 고집하면서 빚어지는 갈등 아닌 갈등이 그것입니다.

어떤 증상이나 질환에 대해 침 치료를 하는 경우에 어떠한 침 자리에 침을 놓을지를 정하는 것을 선혈選穴이라고 하는데, 선혈하는 방법에는 순경취혈법, 접경취혈법, 오수혈요법, 아시혈요법, 대증취혈법(특효혈), 자오유주침법 등이 있습니다. 순경취혈법은 경락학설에 근거하여 증상이 해당되는 경락을 변증하여 해당 경락의 적당한 침자리를 선택하여 치료하는 방법입니다. 예를 들어 통증이나 마비가 수태음폐경이 지나가는 경로에 있다면 꼭 아프거나 마비된 그 자리가 아니라 수태음폐경의 어느 한 침자리를 선택해서 치료하게 되는 것입니다. 오수혈요법은 각 경락에는 목, 화, 토, 금, 수에 해당하는 침자리가 있는데, 이 침자리들만을 선택하여 경락이나 장부의 질환을 치료하는 방법으로, 널리 알려진 '사암침법'이 오수혈 요법의 한 종류입니다. 아시혈 요법은 환자들에게 가장 널리 알려진 치료방법으로 통증이나 가려움 등 그 증상이 나타나는 부위의 해당 침자리에 침을 놓거나, 중풍환자의 마비된 팔다리에 침을 놓는 것이 이 방법입니다. 대증 취혈법은 특정한 증상에 특효를 나타내는 침자리를 위주로 치료하는 방법으로 체했을 때 사관(합곡, 태충)에 침을 놓는 것이 이 선혈법에 해당합니다. 이외에도 거자법이라는 선혈법도 있는데, 이는 오른쪽이 아프면 왼쪽에, 왼쪽이 아프면 오른쪽에 침을 놓은 방법을 말합니다. 이처럼 다양한 선혈법이 존재하는데, 거기에 어느 것이 더 뛰어나고 못하고는 있을 수 없고 개개의 증상과 환자의 특성에 적합한 선혈법을 선택하여 치료하는 것이 시술자의 임무가 됩니다.

그러니, 앞으로 침치료를 위해 한의원에 가실 때는 부디 "허리에 침 맞으러 왔어요." 하지 마시고, "허리가 아파서 치료하러 왔어요." 하시면 가장 적절한 선혈법에 따라 치료를 받게 될 것으로 확신합니다.

3. 그런데, 왜 침을 맞으면 중풍이 좋아지나요? 침이 효과가 있다면 왜 효과가 있는지 이런 것에 대한 연구가 많이 되어있을 것 같은데요.

중풍환자가 침을 맞으면 왜 좋아지는가에 대한 연구는 다양하게 진행되고 있습니다. 중풍은 앞에서 말씀드린 바와 같이 뇌혈관이 막히거나 터져서 뇌로 가는 혈액순환이 장애를 받아서 생기는 병입니다. 병이 생긴 초기에는 혈액공급을 받지 못한 신경세포들이 파괴되지 않도록 보호하는 것이 치료의 가장 큰 원칙이 되고, 그 이후에는 뇌의 회복력을 최대한 촉진시켜 기능회복을 도모하는 것이 치료원칙이 됩니다. 침은 급성기와 회복기 모두에 있어서 치료효과를 나타내고 있는데, 따라서 치료기전도 급성기와 회복기로 나누어 살펴볼 수 있습니다.

먼저 급성기부터 살펴보겠습니다. 중풍이 발생하여 뇌의 신경세포로 가는 혈액순환이 저하되면, 신경세포의 손상이 진행되는데 그 기전을 대략 살펴보면 혈액순환이 저하된 부위에 글루타민산이라는 신경전달물질이 증가하여 세포를 과도하게 홍분시킴으로써 세포를 손상시키게 됩니다. 또, 신경세포 내에서 발생한 유리산소기와 iNO라는 염증유발 물질이 세포를 손상시키며, 아포프토시스apoptosis라 불리는 세포자살 기전이 발동되어 세포가 손상됩니다. 그런데, 동물실험에서 쥐의 뇌혈관을 막아서 중풍을 유발한 다음 침치료를 하게 되면, 침치료군이 대조군에 비해 증상이 약하게 나타나며, 뇌세포의 파괴도 적은 것으로 나타났습니다. 이러한 결과는 침치료가 혈액순환저하로 인한 신경세포의 손상을 막아주었기 때문인데, 이후의 연구에 따르면 침은 글루타민산에 의한 신경세포의 홍분을 억제하고, iNOS 활성과 세포자살기전을 억제하며, 신경성장인자의 발현은 촉진시키는 것으로 나타났습니다(그림 2).

세포자살(apoptosis)

세포가 파괴되는 과정은 타의적인 죽음인 네크로시스(necrosis)와 자의적인 죽음인 아포토시스(apoptosis)로 나누어 볼 수 있습니다. 타의적인 죽음인 네크로시스는 세포가 손상돼 어쩔 수 없이 죽음에 이르는 과정입니다. 자의적인 죽음인 아포토시스는 세포 스스로 죽기로 결정하고 유전자가 작동해 죽음에 이르게 하는 단백질을 세포 스스로 만들어 내고, 생체에너지인 ATP를 적극적으로 소모하면서 죽음에 이르는 과정을 말합니다.

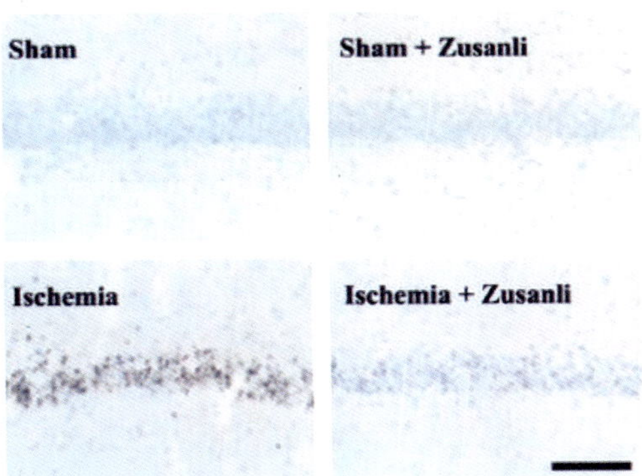

좌측 아래사진은 뇌로 가는 혈액순환을 막은 후 세포의 자살기전이 발동되어 뇌세포가 파괴될 때 나타나는 세포들 보여주고 있습니다. 우측 아래사진을 보면 침 치료 후 자살기전 시에 나타나는 세포들이 좌측에 비해 감소한 것을 관찰할 수 있습니다.
출처: M.H. Jang et al. Acupuncture suppresses ischemia-induced increase in c-Fos expression and apoptosis in the hippocampal CA1 region in gerbils. Neurosci. Lett. 347 (2003), pp. 5 8.

그림 2. 침치료에 의한 세포자살기전의 억제

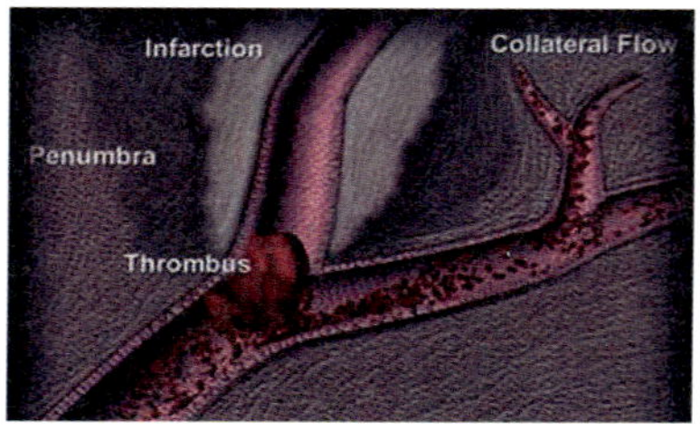

그림 3. 뇌경색의 중심부와 주변부

중풍 회복기의 기능회복에 대한 침의 작용기전은 크게 두 가지로 살펴볼 수 있습니다. 첫 째는 침을 맞으면 뇌로 가는 혈액의 양이 증가한다는 것입니다. 뇌경색으로 뇌혈관이 막혀서 혈액 공급이 중단되게 되면 막힌 혈관에 의해서만 혈액을 공급받던 중심부는 심하게 손상되지만, 중심부 주변에는 다른 혈관에 의해서도 약간의 혈액을 공급받아 뇌세포가 완전히 손상되지 않은 부분이 있답니다. 이러한 부분을 뇌경색 주변부ischemic penumbra라고 합니다. 여기에는 파괴되지는 않았지만 혈액공급이 충분하지 못해 정상적인 기능을 세포들이 하지 못하고 있는데 침치료로 뇌의 혈액순환이 증가되면 이 세포들의 기능이 정상적으로 돌아오면서 기능이 회복된다는 것입니다.

두 번째는 침과 같은 감각자극이 뇌의 가소성Brain plasticity을 촉진시킨다

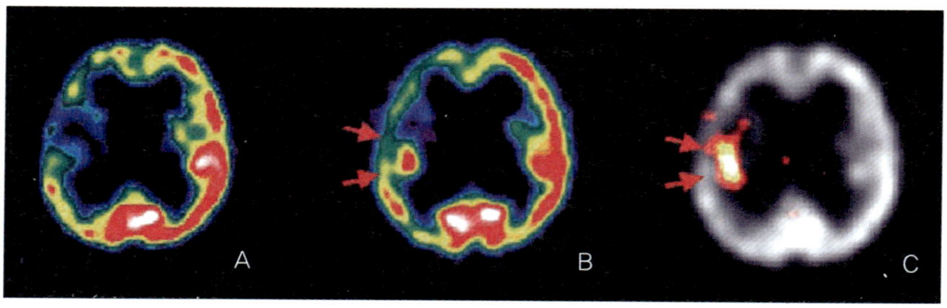

A : 우측 중대뇌동맥 폐색 환자의 SPECT 사진-3주후
B : 침치료 8일 후 증가된 혈류-화살표
C : 침치료 후 영상에서 원래의 영상을 뺀 것
중대뇌동맥이 막혀서 뇌경색이 온 환자에게 침치료 후 뇌경색 주변부의 혈류가 증가하는 것을 관찰할 수 있습니다.
출처 : Lee JD et al., The cerebrovascular response to traditional acupuncture after stroke. Neuroradiology 2003;45:780~784 중 p782

그림 4. 침치료 후 경색부 주변의 뇌혈류의 증가

는 것입니다. 침과 같은 감각자극들이 뇌의 가소성을 활성화시킨다는 것인데, 2005년 Lo 등이 MRI를 이용하여 침치료가 대뇌피질의 활성도와 가소성을 증가시키는 것을 연구하여 발표한 바 있습니다.

또, 2005년에는 중풍을 치료할 때 많이 활용되는 양릉천이라는 침자리에 침을 놓았을 때, 양쪽 뇌의 대뇌피질 중에서 감각운동영역이 활성화되었으나 가짜침을 놓았을 때는 거의 활성화 되지 않는다는 연구결과가 발표되었습니다. 이는 침치료가 대뇌피질을 활성화시키며, 동시에 침치료의 효과가 플라시보 효과가 아닌 것을 증명하는 연구가 되겠습니다(그림 5).

뇌의 가소성(Brain plasticity)
앞에서 언급한 것처럼 중풍이 발생한 뒤에 뇌세포로서 기능은 못하고 있지만 파괴되지는 않은 뇌세포들은 혈류가 증가되면 다시 그 기능이 회복될 수 있으나, 뇌경색 중심부에 위치하여 완전히 파괴된 세포들은 기능이 다시 회복될 수가 없답니다. 이런 경우에 주변의 살아남은 뇌세포가 빠른 속도로 새로운 회로망을 구축해 죽은 뇌세포의 기능을 대신해 줌으로써 팔다리의 기능이나 언어기능 등이 회복되게 되는데, 이러한 뇌가 가진 재조직 능력을 전문용어로 '뇌의 재조직화' 혹은 '뇌의 가소성'이라고 한답니다.

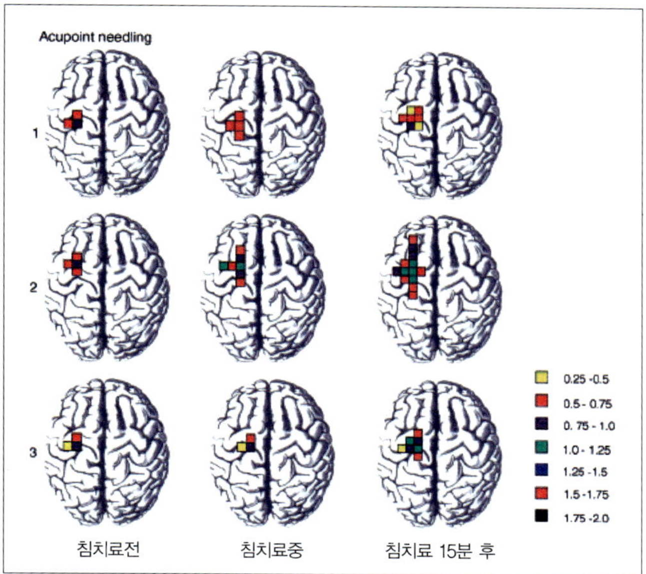

침 치료 후 대뇌피질의 활성도와 가소성이 증가하는 것을 보여주고 있습니다.
출처: Lo YL et al., The effect of acupuncture on motor cortex excitability and plasticity. Neuroscience Letters 2005;384:145–149 중 p148

그림 5. 침치료 후 대뇌피질 활성도와 가소성의 증가

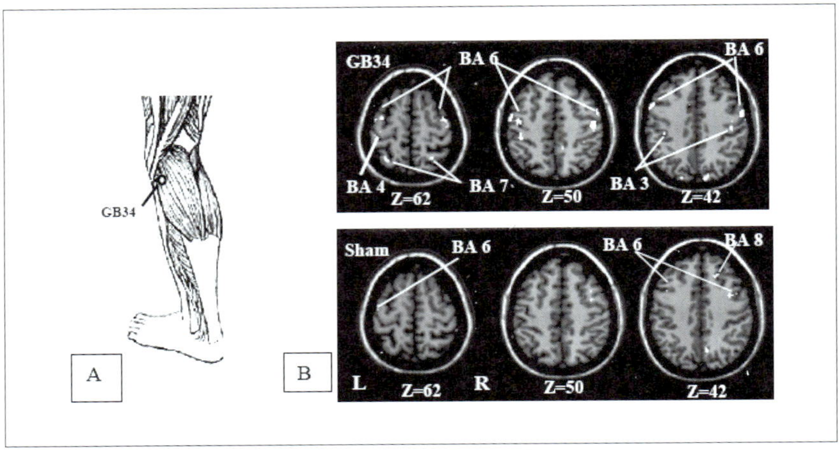

양릉천(A그림)에 침치료 후 양측 감각운동영역이 활성화되었으나, 가짜 침자극시(B의 아래사진)에는 활성화 되는 부분이 거의 없는 것을 볼 수 있습니다.
출처: Jeun SS et al., Acupuncture stimulation for motor cortex activities: a 3T fMRI study. The American Journal of Chinese Medicine 2005;33(4):573-578

그림 6. 양릉천 침치료와 뇌기능 자기공명영상

4. '뜸만 떠서 중풍을 치료한다'고 잡지에서 본 것 같은데, 뜸하고 침하고 어떻게 다른가요?

뜸과 침은 모두 침자리를 자극한다는 점에서는 같습니다. 자극하는 방법의 차이라고 할 수 있겠지요. 옆의 사진에서 보는 바와 같이 뜸은 침자리에 말린 쑥을 뭉쳐서 태우는 것입니다. 이때 경혈에 자극이 가해지는데 우선은 뜸이 타면서 온도가 올라가면서 경혈에 온열자극을 줍니다. 그리고, 쑥이 타면서 생긴 물질이 화학

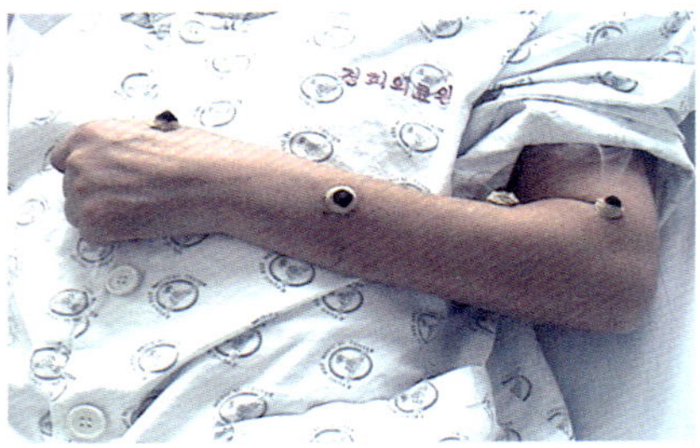

그림 7. 중풍환자 뜸치료 모습

적으로 침자리를 자극하게 된답니다.

온열자극이 가해지면 조직성분 중의 열분해물질, 항히스타민류인 가열단백체가 혈중에 흡수된 후, 이차적으로 효과적인 생체반응을 일으키는 것으로 뜸 치료효과의 대부분은 온열자극에 의해 나타납니다.

화학적 자극에 대해서는 아직 연구가 미비한 상황입니다. 일본의 西谷郁子가 쑥을 태운 후 남은 타르만 이용하여 사마귀를 치료한 예를 보고하여 화학적 자극이 존재가 확인된 바 있는데, 이후에 이들은 항산화작용이 뛰어난 카테콜(1, 2-dihydroxybenzene)을 쑥의 타르에서 발견하였다고 보고하였습니다.

뜸의 효능에 대한 연구에 따르면 조직세포의 기능촉진작용, 심장기능강화작용, 면역증강작용, 지혈작용, 항산화작용 및 진통효과가 있다고 보고되고 있습니다.

중풍환자를 치료할 때 뜸은 침만큼이나 다양하게 활용됩니다. 그 중에서 특히 많이 사용되는 것이 중풍의 예방과 운동장애 및 배뇨장애에 대한 치료입니다.

5. 중풍이 생긴 지 한 달이 되었습니다. 마비되었던 팔다리의 힘은 조금씩 회복되는 것 같은데, 언제부터인가 팔다리가 뻣뻣해져서 움직이기가 힘이 듭니다. 이런 경우에도 침을 맞으면 효과가 있을까요?

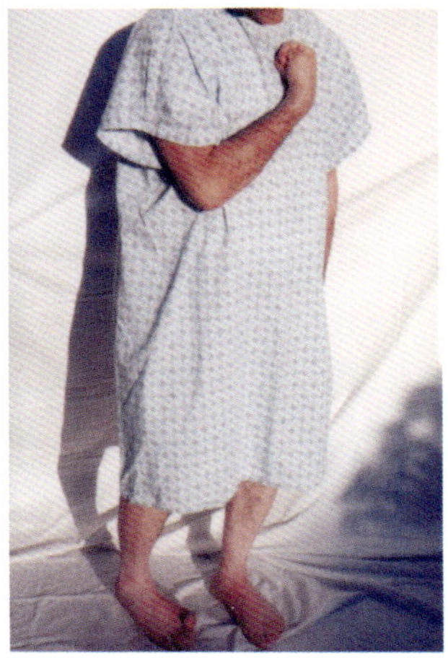
그림 8. 중풍환자의 경직

침을 놓고 침에 전극을 연결하여 전기 자극을 주는 것을 전침이라고 합니다. 대개 침을 놓고 나면 침을 좌우로 돌리거나 해서 자극을 준답니다. 그러면 침을 맞은 환자는 뻐근하거나 묵직하거나 하는 등의 느낌을 느끼게 됩니다. 한방에서는 그런 느낌이 느껴지는 것을 득기得氣라고 하는데 득기가 있어야 침의 효과가 잘 나타나게 된답니다. 전침을 사용하는 것은 손으로 하는 자극 대신 전기로 자극을 주는 것입니다. 통증이 있거나 마비가 있는 경우 등 일반적으로 침으로 치료하는 대부분의 경우에 전침이 사용될 수 있습니다. 중풍환자에 있어서는 팔다리가 마비된 운동장애의 치료에 효과적임은 물론 특히 중풍 후에 생긴 경직에 아주 효과적입니다. 중풍이 생긴 직후에는 환자의 마비된 팔다리를 움직여보면 힘이 없어 흔들흔들 거리지만 시간이 지나면서 팔다리가 점점 뻣뻣해져가는 경우가 많이 있는데, 이렇게 근육의 긴장도가 증가하여 팔다리가 뻣뻣해지는 것을 경직이라고 합니다. 특히 팔은

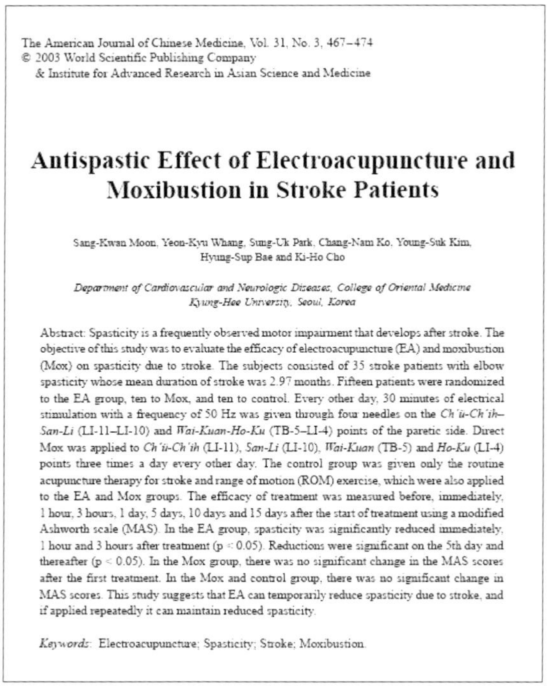
The American Journal of Chinese Medicine, Vol. 31, No. 3, 467–474

Antispastic Effect of Electroacupuncture and Moxibustion in Stroke Patients

Sang-Kwan Moon, Yeon-Kyu Whang, Sung-Uk Park, Chang-Nam Ko, Young-Suk Kim, Hyung-Sup Bae and Ki-Ho Cho

Department of Cardiovascular and Neurologic Diseases, College of Oriental Medicine Kyung-Hee University, Seoul, Korea

Abstract: Spasticity is a frequently observed motor impairment that develops after stroke. The objective of this study was to evaluate the efficacy of electroacupuncture (EA) and moxibustion (Mox) on spasticity due to stroke. The subjects consisted of 35 stroke patients with elbow spasticity whose mean duration of stroke was 2.97 months. Fifteen patients were randomized to the EA group, ten to Mox, and ten to control. Every other day, 30 minutes of electrical stimulation with a frequency of 50 Hz was given through four needles on the *Ch'ü-Ch'ih–San-Li* (LI-11–LI-10) and *Wai-Kuan-Ho-Ku* (TB-5–LI-4) points of the paretic side. Direct Mox was applied to *Ch'ü-Ch'ih* (LI-11), *San-Li* (LI-10), *Wai-Kuan* (TB-5) and *Ho-Ku* (LI-4) points three times a day every other day. The control group was given only the routine acupuncture therapy for stroke and range of motion (ROM) exercise, which were also applied to the EA and Mox groups. The efficacy of treatment was measured before, immediately, 1 hour, 3 hours, 1 day, 5 days, 10 days and 15 days after the start of treatment using a modified Ashworth scale (MAS). In the EA group, spasticity was significantly reduced immediately, 1 hour and 3 hours after treatment ($p < 0.05$). Reductions were significant on the 5th day and thereafter ($p < 0.05$). In the Mox group, there was no significant change in the MAS scores after the first treatment. In the Mox and control group, there was no significant change in MAS scores. This study suggests that EA can temporarily reduce spasticity due to stroke, and if applied repeatedly it can maintain reduced spasticity.

Keywords: Electroacupuncture; Spasticity; Stroke; Moxibustion.

중풍 후에 경직이 생긴 환자에게 전침치료를 한 후 경직이 완화된 임상연구논문입니다.
출처: Moon SK et al., Antispastic effect of elctroacupuncture and moxibustion in stroke patients. The American Journal of Chinese Medicine 2003;31(3)467–474

그림 9. 전침치료가 중풍 후에 나타난 경직을 완화시킵니다.

팔꿈치가 안쪽으로 굽어져서 펴기가 힘들어 지는데 걷거나 하면 더 심해져서 팔이 저절로 따라 올라와 굽혀지게 됩니다. 저자들은 경직이 생긴 중풍환자에게 전침치료를 시행한 결과 경직이 뚜렷하게 약해진 것을 관찰한 연구를 보고한 바 있습니다.

6. 중풍은 머리에 생기는 병이잖아요, 침을 머리에 많이 놓으면 중풍이 빨리 나을 것 같은데, 머리에 침을 많이 놓는 침 치료법 그런 것은 없나요?

일반적으로 침으로 중풍을 치료할 때 중풍을 치료하는 침자리가 머리에도 많이 있어서 중풍치료 시에 머리에 침을 많이 놓게 된답니다. 정수리에 있는 백회, 머리 뒤쪽의 풍지 풍부 등이 대표적인 침자리 들이지요. 그리고 침을 놓는 방법 중에 머리에만 침을 놓아 치료하는 방법도 있습니다. 이 방법을 두침 혹은 두피침법이라고 하는데, 전통적으로 사용되는 침법은 아니고 약 50년 전에 중국에서 개발된 방법이랍니다. 인간 뇌의 가장 바깥에 있는 부분을 대뇌피질이라고 하는데, 대뇌피질에는 각기 해당하는 기능부분이 있습니다. 어떤 부분은 언어기능을 주로 관장하고 어떤 부분은 감각기능을 어떤 부분은 운동기능을 어떤 부분은 운동 중에서도 손가락운동을 하는 식으로 각기 맡고 있는 기능영역이 있답니다. 이러한 대뇌피질의 기능영역에 근거하여 거기에 해당하는 두피부위를 주 치료부위로 하는 것을 두침이라고 합니다. 1953년 10월 중국에서 황학룡이라는 사람이 최초로 두피와 대뇌피질의 관계를 소개하였으며, 1958년 방운붕이 두피의 특정부위를 자극하여 전신질환을 치료하였다고 보고하였습니다. 이후 1965년에 초순발이 경락이론과 서양의학의 이론을 결합하여 뇌질환으로 인한 수족마비에 두침치료법을 사용하여 성공적으로 치료하였답니다. 이러한 과정을 통해서 두침을 만들어지게 되었으니 어찌 보면 두침요법은 서양의학과 한의학 이론의 결합물이라고 할 수 있습니다. 최근에는 서양의학에서도 두피쪽에서 뇌로 자기자극을 가하여 중풍을 치료하는 방법이 시도되고 있답니다.

7. 중풍이 생기면 손발가락에서 피를 빼라고들 하잖아요, 그게 정말 효과가 있는 건가요?

한방에서는 예로부터 피부에서 피를 빼는 방법이 사용되어 왔답니다. 이런 방법을 자락요법이라고 합니다. 자락요법은 피부 및 사지말단부위의 말초혈관 순환장애를 개선시킴으로써 전신의 혈액순환을 양호하게 해주며, 이를 통하여 심장의 부담을 감소시키고, 혈압의 이상 · 체온조절의 장애 등을 조정함으로써 각종 질병에 대한 저항력을 증강시키는 작용이 있답니다.

특히, 손가락 끝에 있는 십선혈에서 피를 빼는 것은 예로부터 응급처치 시에 많이 활용되어 왔습니다. 이에 대해 저자들이 시행한 연구에 따르면 십선혈에서 피를 뺀 결과 혈압이 유의하게 떨어지는 것을 관찰할 수 있었습니다. 따라서 중풍으로 쓰러진 급한 상황에서 십선혈에서 피를 빼는 것은 어느 정도 의미가 있다고 볼 수 있습니다. 다만, 최근에는 뇌경색으로 뇌혈관이 막혔을 경우 6시간 이내라면 뇌혈관을 다시 뚫어줄 수 있으므로 손발가락에서 피를 빼느라고 시간을 보내는 것은 좋지 않을 것 같습니다. 중풍이 발생한 것으로 생각되면 최대한 빨리 대학병원급의 큰 병원 응급실에 가서 적절한 검사를 받는 것이 좋겠습니다.

주석

1. Gosman-Hedstrom G, Claesson L et al. Effects of acupuncture treatment on daily life activities and quality of life: a controlled, prospective, and randomized study of acute stroke patients. Stroke. 1998;29(10):2100~8.

2. Hu HH, Chung C, Liu TJ, Chen RC, Chen CH, Chou P, Huang WS, Lin JC, Tsuei JJ. A randomized controlled trial on the treatment for acute partial ischemic stroke with acupuncture. Neuroepidemiology. 1993;12(2):106~13.

3. Johansson BB, Haker E, von Arbin M, Britton M, Langstrom G, Terent A, Ursing D, Asplund K; Swedish Collaboration on Sensory Stimulation After Stroke. Acupuncture and transcutaneous nerve stimulation in stroke rehabilitation: a randomized, controlled trial. Stroke. 2001;32(3):707~13.

4. Johansson K, Lindgren I, Widner H, Wiklund I, Johansson BB. Can sensory stimulation improve the functional outcome in stroke patients? Neurology. 1993;43(11):2189~92.

5. Sze FK, Wong E, Yi X, Woo J. Does acupuncture have additional value to standard poststroke motor rehabilitation? Stroke. 2002;33(1):186~94.

6. Wong AM, Su TY, Tang FT, Cheng PT, Liaw MY. Clinical trial of electrical acupuncture on hemiplegic stroke patients. Am J Phys Med Rehabil. 1999;78(2):117~22.

제7장

중풍으로 생기는 여러 가지 합병증과 후유증에는 어떤 것이 있나요?

제7장_ 중풍으로 생기는 여러 가지 합병증과 후유증에는 어떤 것이 있나요?

1. 중풍이 발병하여 일반 병실에 입원하였는데 며칠 지나면서 열이 나고 가래가 생겨 폐렴이 의심되니 중환자실에서 집중 치료를 받아야 된다고 이야기를 들었습니다. 중풍 발병 후에 폐렴은 왜 발생하나요?

중풍 발생 후 2주 이내인 급성기에는 증상이 악화되어 심한 경우 사망에 이르게 되는 경우가 있습니다. 그러나 급성기를 제외한 경우에 중풍환자의 사망원인의 대부분은 합병증으로 인한 사망입니다. 그 중에서도 폐렴은 전체 중풍환자의 약 4~12%에서 발생하며, 중풍환자의 예후를 결정할 수 있는 중요한 질환입니다.

중풍 후 폐렴이 발생하는 원인은 흔히 감기 등 상기도감염의 합병증으로 발생하는 일반적인 폐렴과는 다소 다릅니다. 중풍 발병 후에 나타나는 폐렴은 발병 초기 구토로 인해 위에서 배출된 내용물이 기도로 잘못 들어가거나, 중풍의 증상인 연하장애로 인해 입안의 음식물 및 분비물이 기도로 잘못 들어가서 생기는 경우가 가장 흔한데 이를 '흡인성 폐렴'이라고 합니다. 또한 중풍 환자의 호흡이 좋지 않아 기관지에 튜브를 끼우거나, 기관지를 절개하는 수술을 받는 경우, 또는 중환자실 입원 등의 간접적인 요인으로 인하여 병원내 감염이 되어 폐렴이 발생하는 경우가 있습니다. 특히 중환자실에서 기도감염 후 폐렴이 되는 비율은 약 10~15%나 된다고 알려지고 있습니다.

2. 중풍 발병 이후에 합병증으로 발생한 폐렴은 특히 위험한 경우가 많다고 합니다. 중풍 환자의 폐렴은 얼마나 위험한가요?

폐렴은 항생제의 발달로 인하여 그 치료율이 많이 향상되었으나 중풍 환자의 대부분이 고령층인데다 발병양상이 일반적인 폐렴과는 달리 흡인성 혹은 병원내 감염에 의한 것이 많아 항생제 치료를 적극적으로 한다고 해도 완전한 치료가 어려운 것이 현실입니다.

흡인성 폐렴의 경우 사망률이 28~35%에 이르는 것으로 보고되었고, 병원내 감염으로 인한 폐렴의 사망률은 50%에 이를 정도로 높습니다. 더구나 노인층에서 발생되는 폐렴은 여러 종류의 감염균에 의한 혼합감염이 많고 치료에 있어 항생제의 항균력 자체가 젊은 사람보다 떨어지며, 항생제 사용도중 병원균이 바뀌는 경우가 비교적 많습니다. 또한 간, 신장기능의 저하로 인하여 항생제가 체내에 오랫동안 남아 부작용이 생기기 쉬우며, 기존에 있던 질환이 치료되어야 항생제의 효과를 기대할 수 있는 특징을 가지고 있습니다. 그러므로 노인층의 중풍 후에 발생되는 폐렴은 대체로 심한 병세를 보이고 치명적이며, 사망하지 않는다고 하더라도 예후에 나쁜 영향을 미치게 됩니다.

3. 한방에서는 폐렴을 어떻게 치료하나요?

폐렴은 한의학에서 폐열, 폐위, 폐옹 등으로 불리어져 왔습니다. 폐렴의 발병과정으로는 폐의 기가 잘 통하지 않고 오래되면 열이 생기고 열은 다시 폐의 진액을 말려 가래를 발생시키고, 가래가 모여 열을 더욱 왕성하게 되므로서 폐를 손상시키게 됩니다. 한의학에서는 중풍환자의 합병증인 폐렴에 시경반하탕이라는 처방을 자주 사용하고 있습니다. 저자들의 연구에 의하면 고령의 중풍환자에서 발생한 폐렴에 대하여 특별한 항생제 치료없이 시경반하탕 투여만으로 호전된 치료사례를 보고하였습니다. 이와 같은 경우 한약은 첫째 백혈구 또는 대식세포의 탐식기능을 증진시키고, 혈청 또는 분비물중의 리소자임(Lysozyme)을 증가시키며, 보체의 활성증가, 세포면역기능 증강, 항체형성 촉진 등 항감염 면역기능을 증진시키고, 둘째 염증반응을 억제하며, 셋째 항균작용이 있을 뿐만 아니라 멸균후의 방출되는 독소에 대한 제거 및 중화효과 등 복합적 효능을 지니고 있는 것으로 알려지고 있습니다. 다른 연구팀에서는 용담사간탕이라는 처방이 중풍 후 폐렴에 양호한 효과가 있음을 보고하였는데, 이들은 논문에서 중풍 후에 발생한 폐렴의 상태가 중등도 및 경미한 경우에서 한약과 항생제의 병용요법을 실시한 군이 항생제 치료만 시행한 군보다 치료기간이 훨씬 단축되었다고 보고하였습니다. 이와 같이 중풍환자의 폐렴 중 특히 고령이거나 항생제 치료가 부적절한 경우에는 한약치료를 병행하는 것이 더 좋은 치료효과를 기대할 수 있습니다.

리소자임(Lysozyme)
페니실린을 발견한 A.플레밍이 1922년에 발견하였다. 그는 연골 · 눈물 · 난백 등에 어떤 종의 세균을 완전히 또한 급속히 용해하는 물질이 들어 있다는 것을 확인하고, 이 물질을 리소자임이라고 이름을 붙였습니다. 난백 · 동물조직 · 비점막鼻粘膜 · 침 · 위액 · 눈물 · 유즙 등에 함유되며, 침입세균으로부터 생체를 보호합니다.

4. 중풍 발병으로 잘 삼키지 못하게 되는 증상을 병원에서는 '연하장애'라고 하던데 이것은 왜 발생하나요?

연하장애는 중풍 초기에 전체 중풍환자의 약 30~50%에서 발생될 정도로 자주 나타나는 증상입니다. 오랫동안 지속되는 경우가 있기도 하나 대부분 1주일 이내에 회복되는 것으로 알려지고 있습니다. 중풍의 병소가 뇌 여러 곳에서 발생되거나, 대뇌 반구 양측에서 같이 발생되는 경우, 또는 숨골이라 불리는 뇌간을 침범하는 경우에서 만성적이고 심한 연하장애를 일으키게 됩니다. 또한 한쪽 대뇌에 병소가 있는 중풍일지라도 연하장애가 나타날 수 있으며, 경우에 따라서는 수주 또는 수개월, 드문 경우에 있어서는 그 이상 지속되기도 합니다.

연하란 음식을 삼키는 것을 말하는데, 연하장애는 이런 기능이 안 되는 것을 말합니다. 다시 말해 연하장애는 음식을 삼킬 때 구강, 인두, 식도 등에 걸리거나, 막힌 듯한 느낌으로 흔히 음식을 먹을 때 사래가 걸리는 것을 말합니다. 이 증상은 식도 자체의 이상인 식도질환과 식도를 구성하고 있는 평활근이 경련을 일으키는 자율신경이상 등이 원인이 되기도 하지만, 중풍이 발병되어 음식물을 삼키는 기능을 하는 뇌신경이 마비되어 나타나기도 합니다.

5. 중풍 후 연하장애는 다른 합병증을 초래할 수 있다고 하는데 그것이 무엇인가요?

중풍으로 인한 연하장애는 잘 삼킬 수 없어 음식물을 섭취하기가 힘들뿐만 아니라, 심한 경우 비위관(코를 통해 위에 삽입하는 튜브)을 삽입하여 식사를 공급하더라도 영양소 섭취의 불균형을 초래할 수 있습니다. 또한 연하장애를 나타내는 환자의 25~50%가 흡인성 폐렴을 동반하는 것으로 알려지고 있습니다. 흡인성 폐렴이 발생되면 환자의 정상생활이 불가능하게 되고 입원기간을 증가시켜 환자에게 심각한 고통을 초래하게 됩니다.

6. 한방에서는 중풍 후 연하장애를 어떻게 치료하나요?

한의학에서 연하장애는 '열격', '매핵기' 등으로 불려 왔으며 '반하후박탕' 이라는 약제가 자주 사용되는 치료처방입니다. 저자들의 연구에 의하면 경색성 중풍으로 인하여 2주 이상 장기간 지속되는 연하장애에 대하여 반하후박탕 투여를 통해 양호한 치료효과를 거두었고 환자들의 병원 치료기간을 단축할 수 있었다고 보고하였습니다. 이와 관련하여 다른 연구에 따르면 반하후박탕을 경색성 중풍환자에게 투여한 결과 타액의 substance P 농도가 증가하였는데 이를 통해 연하기능이 호전되어 흡인성 폐렴의 발생률을 낮추고 연하장애를 호전시켰다고 보고하였습니다. 한편 연하장애에 대한 침 치료 효과에 관한 연구에 의하면 족삼리, 태계혈에 침 치료를 시행한 결과 중풍환자의 연하장애가 호전되었다는 연구보고가 있습니다. 또한 저자들이 시행한 연구에 따르면 중풍환자의 연하장애에 대하여 전중혈 부위에 뜸 치료를 시행한 결과 치료 전에 비해 연하기능이 호전됨을 보고하였습니다. 이와 같이 침, 뜸을 이용한 치료는 대뇌피질의 혈류를 조절하는 기능이 있으므로 이를 통해 국소적인 뇌기능을 변화시켜 연하기능을 조절하는 것으로 생각되고 있습니다.

Substance P는 신경전달 또는 신경조절 기능을 하는 신경 펩티드입니다. Substance P는 통증, 천식, 건선, 염증성 장질환의 조절 역할을 하며, 중추신경계에서는 구토, 편두통, 정신분열증, 우울증, 공포증에 대한 조절 역할을 하는 것으로 알려져 있습니다.

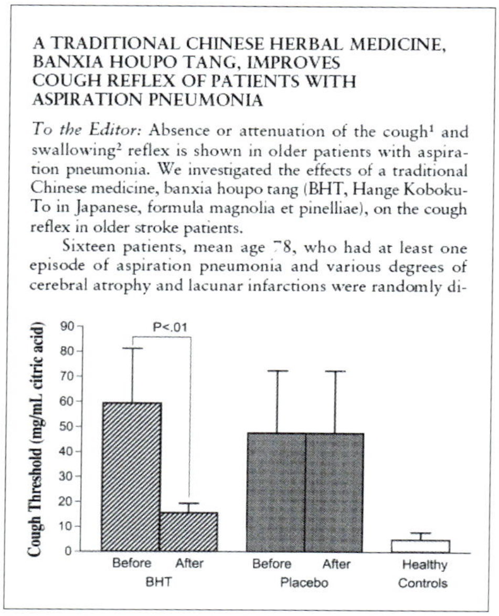
A TRADITIONAL CHINESE HERBAL MEDICINE, BANXIA HOUPO TANG, IMPROVES COUGH REFLEX OF PATIENTS WITH ASPIRATION PNEUMONIA

To the Editor: Absence or attenuation of the cough[1] and swallowing[2] reflex is shown in older patients with aspiration pneumonia. We investigated the effects of a traditional Chinese medicine, banxia houpo tang (BHT, Hange Koboku-To in Japanese, formula magnolia et pinelliae), on the cough reflex in older stroke patients.

Sixteen patients, mean age 78, who had at least one episode of aspiration pneumonia and various degrees of cerebral atrophy and lacunar infarctions were randomly di-

▶ 반하후박탕 치료 후 연하반사반응시간이 대조군에 비해 빨라진 것을 보여주고 있는 연구결과(연하반사반응시간: 목젖부분에 물을 넣어 이를 삼키는 데 걸리는 시간. 일반적으로 2초 이내가 정상이며 장애가 있는 환자는 2초 이상으로 길어짐)

7. 중풍 발병 후 나타나는 증상 중 스스로 소변을 볼 수 없게 되어 '카테터' 라고 하는 고무관을 이용하여 소변을 보게 하는 경우가 있습니다. 이 증상은 왜 발생하며, 또 얼마나 회복되나요?

중풍발병 이후 초기 배뇨장애는 여러 원인으로부터 올 수 있습니다. 즉, 뇌병소로 인한 배뇨 조절 기능의 손상, 배뇨근과 괄약근의 부조화, 약물 복용으로 인한 방광의 긴장저하 상태, 중풍 발병 이전의 비뇨기과적인 문제, 중풍 후 감정장애, 언어장애, 의식장애 등으로 인해 나타날 수 있습니다.

중풍환자의 배뇨곤란은 대부분 일시적이며 저절로 회복된다고 보고되고 있는데 이는 대부분 환자가 의식을 찾고 대뇌의 배뇨 조절기능이 다시 나타나기 때문이라고 설명되고 있습니다. 하지만 이러한 배뇨곤란이 계속 지속되는 경우가 있는데, 기질성 뇌증후가 있는 경우, 방광경부의 폐색성 질환이 이미 존재하는 경우, 요관 또는 방광경부 및 전립선의 감염이 존재하는 경우, 보행이 불가능한 경우가 여기에 해당됩니다.

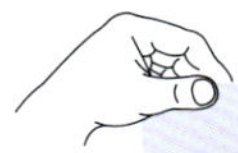

중풍발병이후 스스로 소변을 볼 수 없게 되는 것을 배뇨장애라고 합니다. 중풍 발병으로 방광이나 주위 괄약근을 지배하는 뇌 부위가 손상되어 배뇨 장애를 일으키는 경우를 '신경인성 방광'이라고도 합니다. 환자의 방광에 소변이 가득 차있어도 스스로 소변을 볼 수 없으므로 외부에서 방광까지 고무관(카테터)을 끼워 소변을 보게 하거나 소변을 모으는 주머니를 연결하게 됩니다. 중풍발병이후 초기 배뇨곤란은 중요한 합병증의 하나로 발병 후 7일에서 10일 이내에 40%, 3개월 이내에 19%, 1년 이내에 15% 환자에서 나타나며, 초기 배뇨곤란은 환자의 기능회복에 예후가 나쁘며 가족들에게 고통을 증가시키게 됩니다.

8. 한방에서는 배뇨장애를 어떻게 치료하나요?

대개 중풍환자의 초기 배뇨곤란은 치료에 의하여 완화될 수 있는 증상이므로 중풍환자의 효과적인 재활을 위하여 초기 배뇨곤란에 대해 보다 적극적인 치료를 하는 것이 바람직합니다. 한의학에서는 중풍환자의 배뇨장애에 대하여 전침, 뜸 치료 등을 주로 활용하여 치료하고 있는데 대체로 좋은 효과가 보고되고 있습니다. 연구에 의하면 중풍환자의 배뇨곤란에 대하여 전침치료가 좋은 효과를 나타낸다는 보고가 있고, 배꼽 아래의 경혈부위에 뜸 치료 역시 중풍환자의 배뇨곤란에 좋은 효과가 있다고 보고되고 있습니다. 다른 연구에 의하면 뜸은 뜨거운 온열자극과 뜸 자체의 화학자극에 의해 모세혈관을 확장하고 혈액 흐름을 왕성하게 하여 흡수를 촉진하고 만성염증을 가라앉게 하는 작용이 있습니다. 또한 뜸 치료를 통한 자극이 자율신경계를 조절하는 작용이 있다고 합니다. 정상적인 배뇨과정은 부교감신경의 흥분을 통한 배뇨근의 수축과 교감신경의 억제를 통한 요도괄약근의 이완을 통해서 이루어지는데 뜸 치료가 이러한 과정에 영향을 주는 것으로 생각되고 있습니다.

9. 중풍 발병 후 소변을 스스로 볼 수 없게 되어 카테터를 장치하여 소변을 배출하였습니다. 그 후 갑자기 고열이 나타나서 검사를 시행한 결과 방광염이라고 합니다. 이런 경우 방광염은 왜 발생하나요?

중풍 발병으로 방광이나 주위 괄약근을 지배하는 뇌 부위가 손상되어 배뇨 장애를 일으키는 경우를 말하는 '신경인성 방광'으로 인해 소변배출이 원활하지 않으면 배뇨 후에도 방광 내에 소변이 많이 남아 있게 되므로 외부에서 방광까지 고무관(카테터)을 끼워 소변을 배출시키게 됩니다. 이와 같은 상태에서는 쉽게 감염기회에 노출되게 되므로 흔히 요로감염을 유발하는 원인으로 작용합니다. 따라서 요로감염을 줄이기 위해서는 카테터를 오랫동안 끼워두기보다는 필요할 때만 간헐적으로 카테터를 사용하여 소변을 배출시키는 것이 유리합니다.

10. 한방에서는 요로감염을 어떻게 치료하나요?

중풍 이후에 발생하는 합병증 가운데 감염으로 인한 질환이 전체의 20% 이상에 발생되고 있으며 그 중 요로감염 · 폐렴이 함께 대표적인 감염증입니다. 요로감염이란 요도로부터 방광, 콩팥에 이르는 경로인 요로계에 주로 세균에 의한 감염을 말하며, 대략 중풍환자의 16~25%에서 나타납니다.

요로감염에 대하여 경희의료원 한방병원에서는 '금목팔정산' 이라는 처방이 주로 사용되고 있습니다. 연구에 의하면 중풍환자의 요로감염 합병증에 대해 금목팔정산을 항생제치료와 병행한 결과 항생제만으로 치료한 경우보다 요로감염의 치료기간을 단축시켰다고 보고하였습니다. 다른 연구에서도 금목팔정산을 단독으로 투여하여 중풍환자의 요로감염 합병증을 완치하였다는 치료사례를 보고하였습니다. 이러한 감염증에 대한 한방치료는 특히 염증의 소견이 반복되는 경우에서 적극적으로 응용하는 것이 좋은 것으로 알려져 있습니다.

11. 중풍을 앓은 후 한쪽 팔다리가 계속 저립니다. 중풍 때문에 그런 것인지 궁금하고, 한방적으로 치료가 가능한지요?

중풍의 부위가 시상부thalamus일 경우에는 시리고 저리는 등의 감각장애가 나타나게 됩니다. 이를 중풍 후 중추성 통증post-stroke central pain이라 하는데 서양의학에서는 신경세포의 이상방전을 억제시키기 위해 adrenergic, gabergic neurotransmitters, glycine, prostanoids, glutamate 등을 사용해 진통시키고 있으나 그리 큰 효과를 기대하기는 아직 어렵습니다. 저자들은 13명의 중풍 후 감각장애 환자를 대상으로 작약감초탕芍藥甘草湯을 투여하여 약 45%의 환자가 호전되었음을 보고한 바 있습니다.

감각장애 치료 사례 1)

70세 남성 중풍 환자로서 오른쪽 시상부의 경색으로 인해 왼쪽 팔다리에 저림증이 있었던 환자로서 작약감초탕芍藥甘草湯을 복용한 지 10일 만에 증상이 십분의 일로 줄었으며 20여일 후에는 완전히 소실되는 경과를 보인 경우입니다.

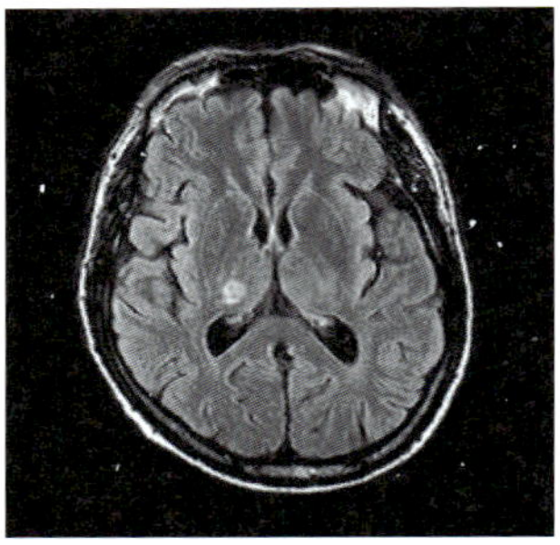

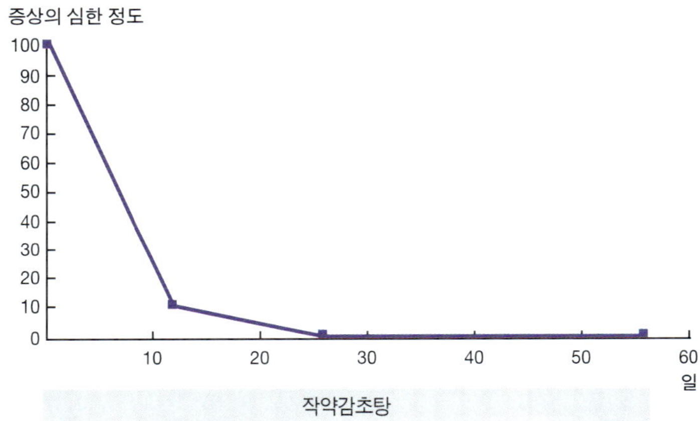

감각장애 치료 사례 2)

64세 여성 좌측 시상부 뇌경색cerebral infarction at left thalamus환자로 저림증상이 머리-얼굴-팔-흉부에서 오른쪽으로 금을 그어놓은 것처럼 우측에만 있으며 몸전체가 무거우면서 '저리다' 고 호소하였던 환자입니다. 처음에는 거풍제습탕祛風除濕湯이라는 약을 5일간 복용시켰으나 변화는 없어 청심연자탕淸心蓮子湯으로 교체 후 증상이 호전되기 시작하였으며, 치료 일주일 후에는 손가락의 말단부위만 증상이 남게 되었습니다.

치료일		1	2	3	4	5	6	7	8
한약		거풍제습탕				청심연자탕			
저림의 양상	안면	○	○	○	△	△	X	X	X
	가슴	○	○	○	△	△	X	X	X
	어깨	○	○	○	○	○	X	X	X
	상지	○	○	○	○	○	○	X	X
	손가락	○	○	○	○	○	○	○	○

○ : 저림이 있음, △ : 저림이 약하게 있음, X : 저림이 없음

감각장애 치료 사례 3)

66세 여성 좌측 시상부 뇌출혈cerebral hemorrhage at left thalamus 환자로서 저림 증상을 심하게 호소하였으며 특징은 절절거리고, 밤에 심하며 운동 후 심해지고, 주무르면 호전되는 양상이었으며 이로 인해 1일 2~3시간 수면하는 정도였습니다. 쌍화탕雙和湯을 복용한 후로 저림증은 급격하게 감소되면서 불면증을 비롯한 제반증상도 완화되는 양상을 보였습니다.

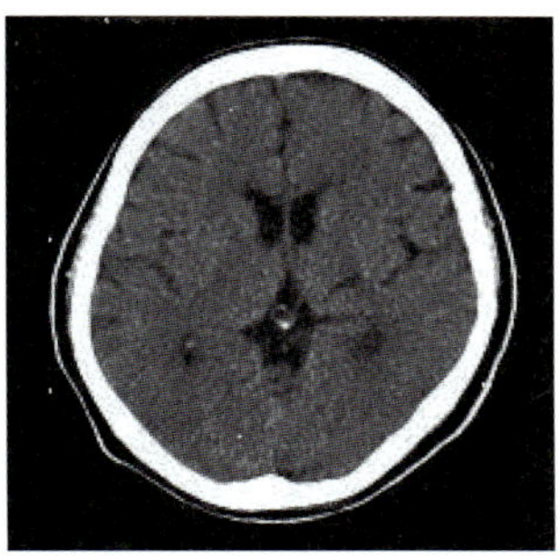

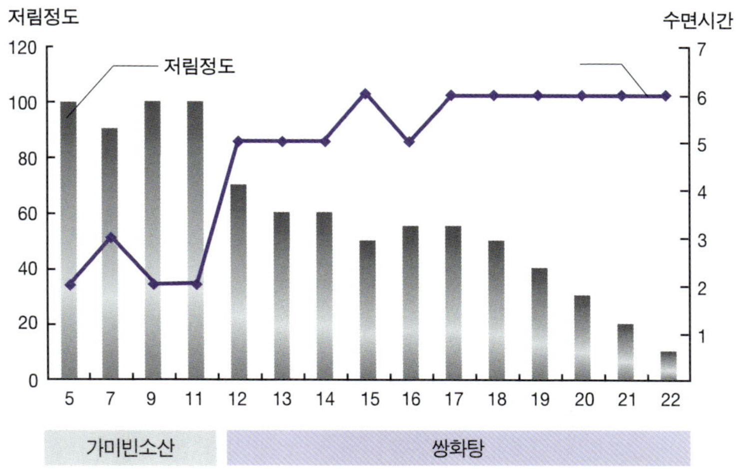

감각장애 치료 사례 4)

53세 좌측 시상부 경색cerebral infarction at left thalamus 환자로 오른쪽 반신에 저림을 호소하였는데, 특히 밤에 저린 것이 심하여 잠자리에 들면 1~2시간 이상 뒤척거려야 겨우 잘 수 있는 입면장애 양상을 나타내었습니다. 당귀작약산當歸芍藥散과 함께 매일 자기전 쌍화탕雙和湯을 1포씩 투여한 결과 환자의 야간저림증이 줄어들면서 바로 수면을 취할 수 있었습니다.

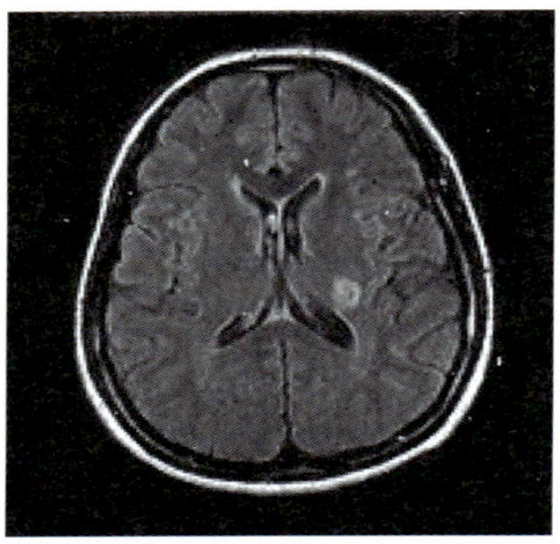

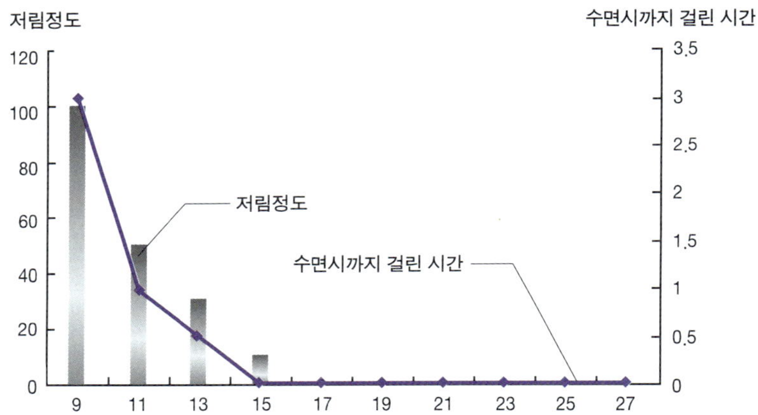

당귀작약산 하루 3회+쌍화탕 취침전 하루 1회

12. 중풍에 걸린 후 자꾸 딸꾹질을 해요.

중풍으로 인해 횡격막신경이 자극을 받거나 연하기능의 장애가 있을 때 지속적인 딸꾹질을 할 수 있습니다. 신경전달 차단제나 근육이완제를 투여하여 진정시키는 경우도 있지만 지속적으로 재발하는 경우도 많습니다. 한방에서는 이를 해역咳逆이라 하여 허한虛寒해진 속을 덥혀주거나 역상逆上된 기를 조절해줌으로써 치료하고 있습니다.

아래 사례는 뇌경색 발병 후 딸꾹질이 생긴 남성 69세 환자입니다. 딸꾹질이 너무 심해 하루 10시간 이상 나오는 딸꾹질로 고생하고 있던 중 역상된 기를 조절해주는 곽향정기산藿香正氣散을 처방받은 환자입니다. 복용 3일째부터는 딸꾹질이 현저하게 줄어 식후에만 2시간정도 증상이 있었고, 4일째에는 완전히 소실되었습니다. 이후 수일간 재발을 보였으나 다시 소실된 경우를 보여주고 있습니다.

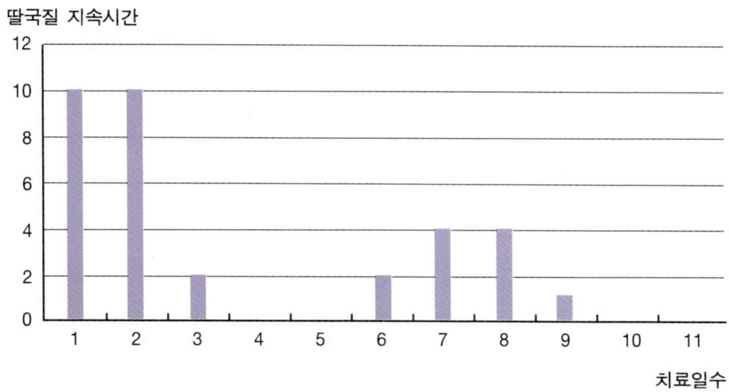

다음사례 역시 68세 남성 뇌경색환자로 곽향정기산이라는 위 사례와 동일한 처방을 투여 받고 딸꾹질이 점차 줄어들어 완전 소실된 경우를 보여주고 있습니다.

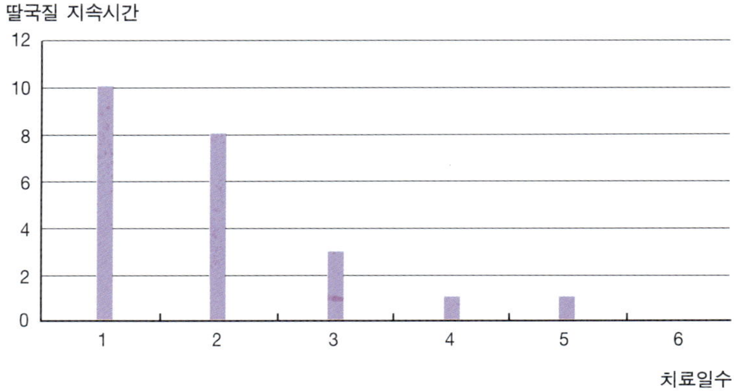

13. 중풍을 앓은 후 속이 쓰려 위내시경 검사를 받았더니 위궤양이래요. 평소에는 아무 이상 없었는데...

보통 건강하던 사람이 중풍을 맞아 몸이 불편해지면 극심한 스트레스로 인하여 위궤양이 발병되기 쉽습니다. 이 경우 단순 소화제나 제산제를 투여하는 것이 일반적인데, 한방에서는 단삼보혈탕丹蔘補血湯을 사용하여 부족해진 혈을 보하고 날카로워진 신경을 안정시키면서 위궤양을 치료하고 있습니다. 아래는 남성 62세 중풍환자의 위내시경 사진으로 위궤양이 심한 상태에서 단삼보혈탕을 투여 받고 약 20일 만에 치료된 사례를 보여주고 있습니다.

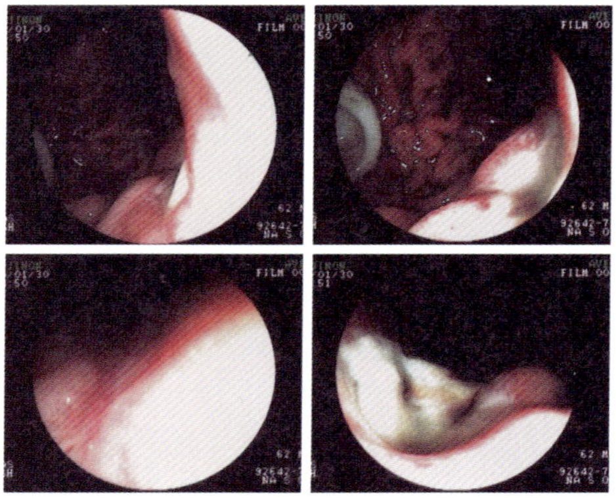
치료 전

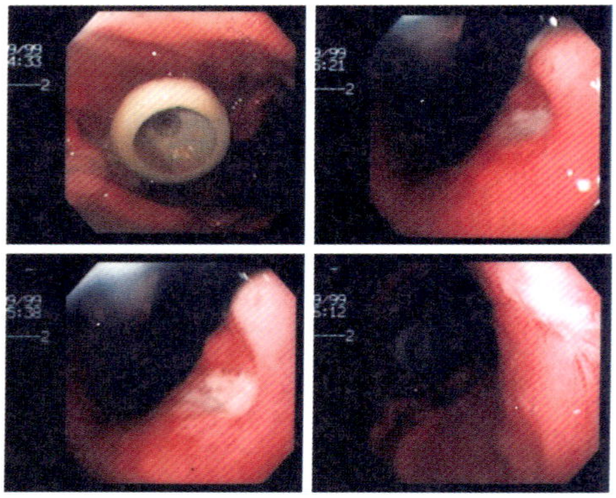
치료 20일 후

14. 중풍에 걸린 후 대변보기가 힘들어졌어요.

중풍을 앓게 되면 위장관 기능이 저하되어 변비가 되기 쉽습니다. 특히 중풍 초기에는 대변이 소통되지 않음으로써 체내에 열증후가 쌓여 증상의 악화를 초래하기 쉬우므로 중풍 환자에게 있어 대변의 소통은 매우 중요합니다. 대승기탕大承氣湯이나 청폐사간탕淸肺瀉肝湯 등은 대변을 소통시킴으로써 열증후를 해소하고 중풍 자체의 치료에 도움이 되는 약제들입니다. 저자들은 중풍 환자 중 48시간 이상 동안 대변을 보지 못하는 환자를 대상으로 대승기탕을 투여하여 용량 의존적으로 배변의 확률, 총 배변량 및 배변횟수가 증가하였고 배변 후 혈압과 체온이 떨어지는 결과를 관찰할 수 있었습니다.

		총 32명	1포 복용군 13명	2포 복용군 19명
체온(℃)	배변전	36.45±0.36	36.38±0.38	36.51±0.34
	배변직후	36.31±0.45	36.08±0.47	36.46±0.37
	배변 1시간후	36.23±0.42	36.10±0.45	36.33±0.39
수축기혈압 (mmHg)	배변전	140.31±19.71	135.46±20.10	143.63±19.26
	배변직후	137.34±19.95	133.92±20.09	139.68±20.05
	배변 1시간후	134.31±15.73	132.38±14.68	135.63±16.67
확장기혈압 (mmHg)	배변전	86.84±12.29	83.62±13.73	89.05±11.04
	배변직후	84.56±11.62	82.77±13.65	85.79±10.22
	배변 1시간후	84.50±11.05	82.54±12.51	85.84±10.07

15. 중풍이 생긴 후 변비가 심해지더니 배가 너무 아파집니다. 병원에서는 장폐색이라는데 한방적으로 치료가 가능한가요?

중풍은 팔다리 운동뿐 아니라 내장운동에도 영향을 미칩니다. 섭취된 음식물이 소화효소와 함께 섞이면서 아래로 내려 보내는 것을 장의 연동운동이라고 하는데, 중풍으로 인해 연동운동이 원활하지 못하고 음식물과 가스가 장내에 머물러 있는 것을 장폐색이라고 합니다. 이 경우 환자는 극심한 복통과 변비를 호소하며 음식을 먹지 못하게 됩니다. 일반적으로 이런 경우 수일간 음식을 금하며 장의 마비가 풀리기를 기다리는데 경우에 따라서는 수일에서 수 주간 고생하는 경우가 많습니다. 이때 적절한 한약치료가 장의 연동운동을 회복시켜 치료에 도움을 줄 수 있습니다.

마비성 장폐색 치료 사례 1)

아래그림은 장폐색이 온 남성 60세 중풍 환자에게 대건중탕大建中湯을 투여하여 복직근 긴장도가 호전된 치료사례를 나타내고 있으며 이 환자의 경우 증상이 빠르게 개선되어 4일 만에 음식섭취가 가능하였습니다.

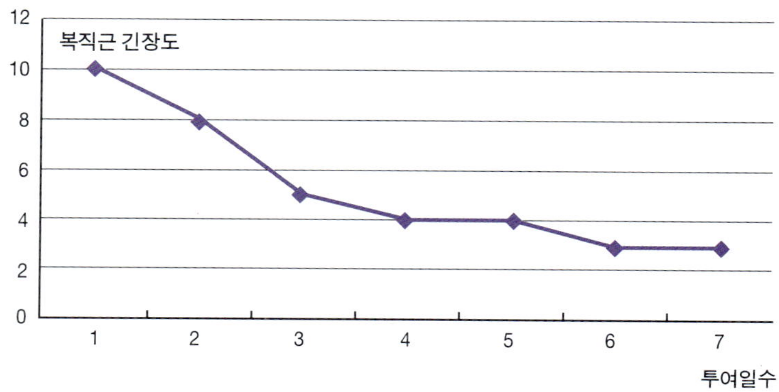

마비성 장폐색 치료 사례 2)

64세 남성 중풍 환자로 입원하여 초기 중풍 치료를 받던 중 중 발열과 복통을 나타내는 마비성 장폐색 소견을 보여 청폐사간탕清肺瀉肝湯을 사용한 결과 대변을 다량으로 보고, 가스 배출이 원활하게 되면서 발열 양상 및 복통이 소실되었으며, 복부 X-선 검사 상에서도 마비성 장폐색 소견이 사라짐을 볼 수 있었습니다.

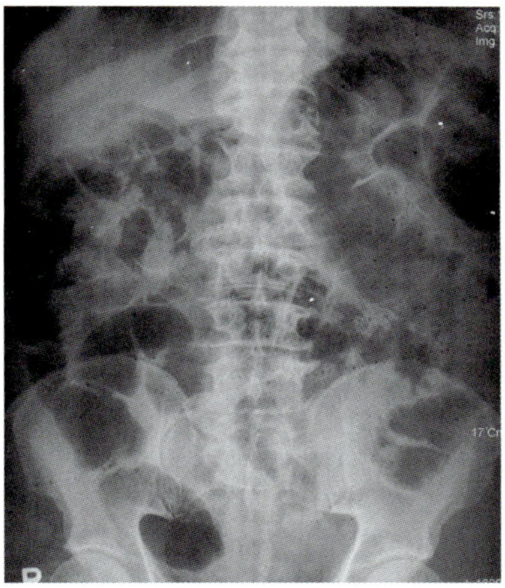

치료 전

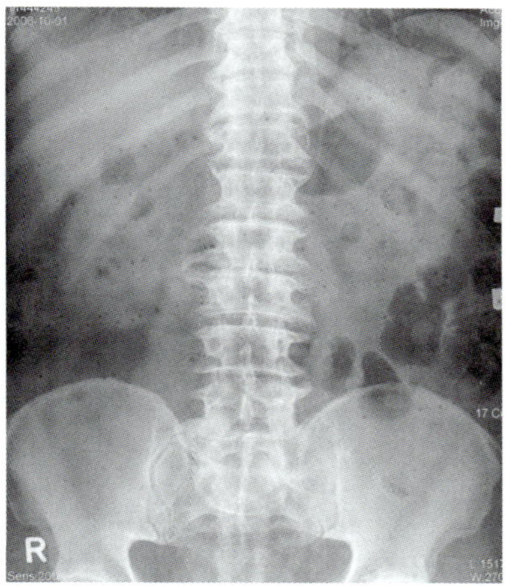

치료 3일 후

마비성 장폐색 치료 사례 3)

65세 남성 중풍 환자로 발병 3개월 후 본원에 입원하여 재활치료 도중 갑자기 복통이 심해지며 발열이 있었고 관장을 해도 대변을 보지 못하였으나 청폐사간탕清肺瀉肝湯 투여 후 수차례 배변이 이루어지면서 복통 및 발열이 소실된 경우입니다. 복부 X-선 검사 상에서 장에 가득 찬 가스가 줄어있는 것을 확인할 수 있습니다.

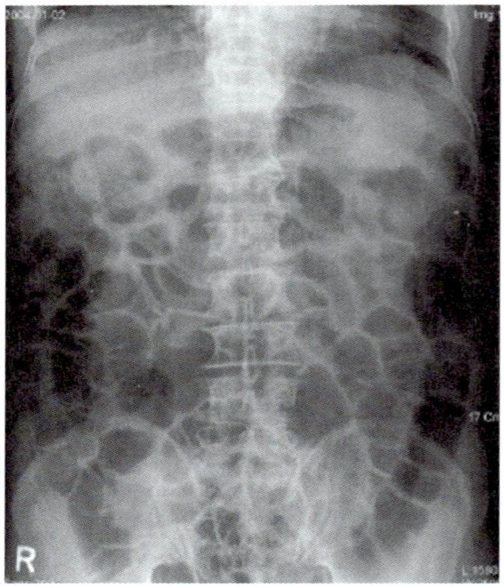

치료 전

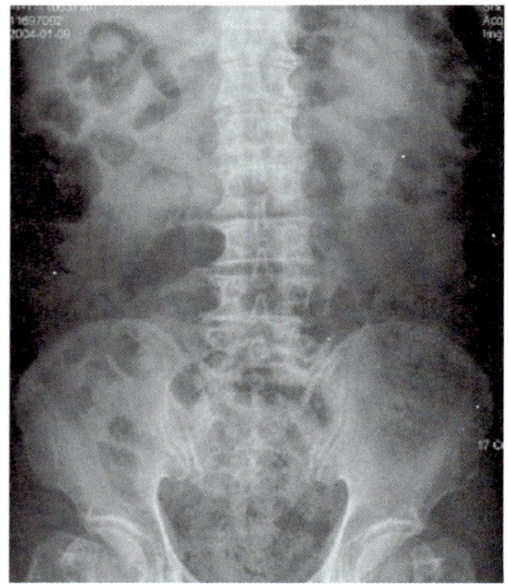

치료 3일 후

16. 중풍 후 여러 감염증으로 항생제를 썼더니 설사를 해요.

폐렴 및 요로감염은 중풍 3대 합병증에 속하는 등 흔히 볼 수 있는 감염증입니다. 더구나 중풍이 위중하게 와서 음식을 잘 삼키지 못하거나 소변을 잘 보지 못하는 경우에 발병하기 쉽습니다. 물론 항생제를 투여하여 치료하기도 하지만, 치료 후에도 제반 기능이 원활하지 못하므로 재발이 잦고, 결국 항생제 사용의 장기화로 이어집니다. 항생제를 장기간 사용할 경우 장내에서 소화를 도와주는 유익한 균들도 같이 사라지므로 설사를 하게 됩니다. 이 경우 한방에서는 허한증虛寒證_몸이 허약하여 전체적으로 몸이 차진 증에 속을 덥히고 소화기능을 북돋움으로써 양호한 치료효과를 볼 수 있습니다.

설사 치료 사례 1)

남성 79세 중풍환자로 우측하지부 정맥염phlebitis으로 항생제 치료 중 설사가 발생한 경우로 항생제 치료를 중단해도 설사가 지속되던 중 이중탕理中湯을 투여하니 투약 5일째부터 설사 완전히 소실되고 황색의 정상변을 1일 1회 배변하도록 회복되었습니다.

<table>
<tr><th>입원일수</th><th>1</th><th>11</th><th>32</th><th>36</th><th>39</th><th>43</th><th>46</th><th>50</th><th>54</th><th>56</th></tr>
<tr><td>배변횟수(일)
배변양상과 색</td><td>1
A</td><td>0
A</td><td>1
A</td><td>0
A</td><td>3
C</td><td>7
C</td><td>5
B</td><td>6
D</td><td>1
A</td><td>1
A</td></tr>
<tr><td>항생제처치</td><td colspan="3"></td><td colspan="3">Cefadroxil
Netilmicin sulfate</td><td colspan="4"></td></tr>
<tr><td>처방</td><td colspan="5">열다한소탕熱多寒少湯</td><td colspan="2">향사온비탕
香砂溫脾湯</td><td></td><td colspan="2">이중탕
理中湯</td></tr>
<tr><td>식이요법</td><td colspan="4">일반식</td><td colspan="2">미음</td><td>금식</td><td>금식</td><td colspan="2">미음</td></tr>
</table>

A-모양을 갖춘 정상 변, B- 갈색 지린 양상의 변, C-초록색 변, C- 갈색과 초록색변이 교대로 지린 변, D-투명한 액체 같은 변

설사 치료 사례 2)

여성 80세 중풍환자로 요로감염으로 8일간 항생제 치료 후 하루 3~4회의 지속적인 설사가 있었던 경우로 항생제 치료 종료 후에도 설사가 지속되어 이중탕理中湯을 투여한 결과 투약 3일째부터 통증이 감소하고 수족이 따뜻해지며 정상 배변을 회복하였습니다.

<table>
<tr><th>입원일수</th><th>1</th><th>8</th><th>10</th><th>12</th><th>45</th><th>47</th><th>49</th><th>51</th><th>53</th></tr>
<tr><td>일일배변횟수
배변양상과 색</td><td>1
A</td><td>4
D</td><td>6
D</td><td>5
B</td><td>5
C</td><td>6
D</td><td>6
D</td><td>1
A</td><td>0
A</td></tr>
<tr><td>항생제처치</td><td colspan="3">Tosuflaxacin tosylate</td><td colspan="6"></td></tr>
<tr><td>한약처방</td><td colspan="6">太陰調胃湯</td><td colspan="3">理中湯</td></tr>
<tr><td>식이요법</td><td colspan="4">유동식</td><td colspan="5">미음</td></tr>
</table>

A-모양을 갖춘 정상 변, B- 갈색 지린 양상의 변, C-초록색 변, C- 갈색과 초록색변이 교대로 지린 변, D-투명한 액체 같은 변

17. 중풍이 온 후 불면증이 생겨서 잠을 못자요.

불면증은 수면의 양과 질적인 면에서 만족스럽지 못한 주관적인 느낌입니다. 보통 중풍 환자의 50~60%가 불면을 호소하는데, 이는 교감신경의 과흥분이 그 원인으로 추정되고 있습니다. 따라서 치료에 있어서도 단순한 수면제의 복용보다는 자율신경계를 조절하여 교감신경의 과흥분을 억제시키는 것이 보다 자연스러운 치료법입니다.

한방의 침 치료는 자율신경계에 작용하여 그 효과를 나타내게 되는데, 저자들은 불면증을 호소하는 30명의 중풍 환자에게 신문혈과 내관혈에 피내침을 시술하여 수면시간이 평균 2시간 이상 늘어나 숙면을 취하는 데 도움을 줄 수 있었습니다.

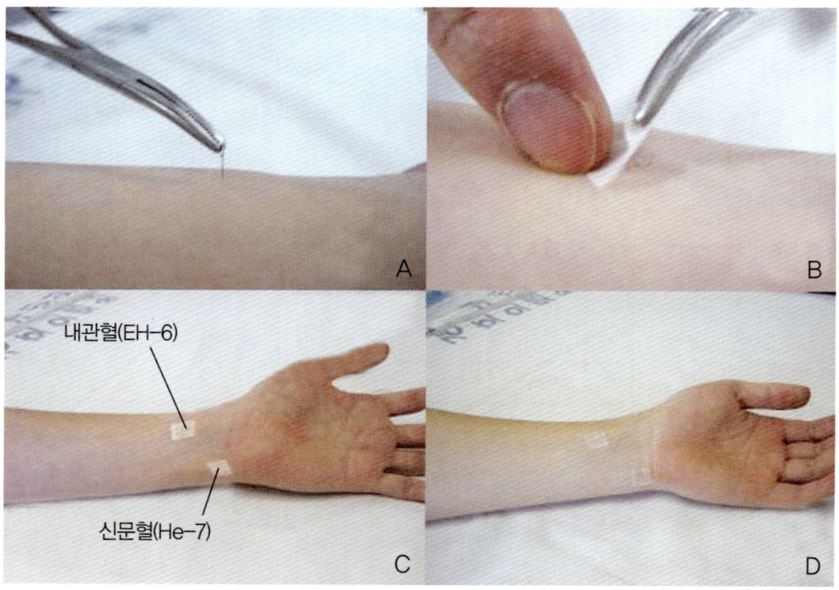

이 외, 귀의 신腎점, 심心점, 신문神門점, 침枕점에 대한 이침시술도 수면시간을 약 2시간 늘이고 수면중 깨어나는 빈도도 감소시키면서 불면증의 치료에 효과가 있는 것으로 나타났습니다.

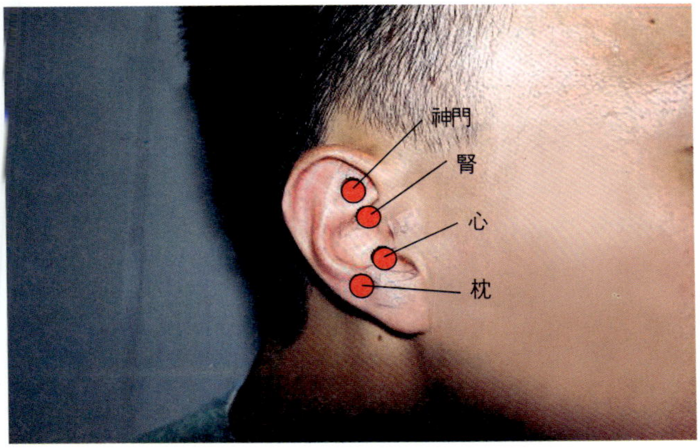

불면증 치료 사례 1)

58세 남성 뇌경색 환자로 발병 이후부터 밤에 2시간 정도 밖에 잠을 자지 못하는 불면증에 시달리던 중 황련해독탕黃連解毒湯을 투여 받고 약 일주일 후부터는 정상적인 수면을 취할 수 있었습니다.

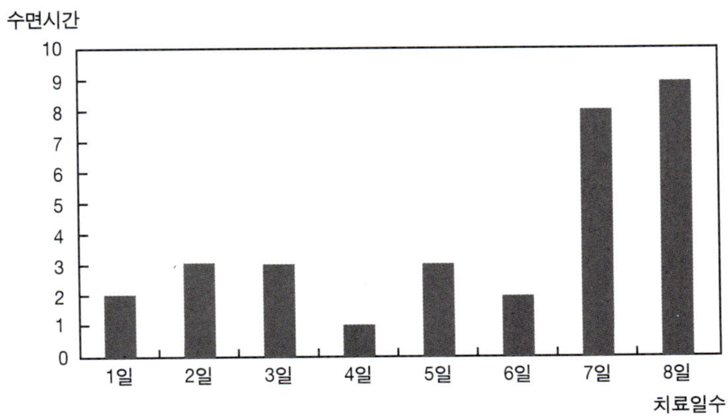

불면증 치료 사례 2)

59세 남성 뇌경색 환자로 발병 1달 후부터 하루 2~3시간밖에 못자는 불면에 시달리다 위 사례와 같은 황련해독탕 치료를 받은 후 일 주일 만에 정상수면이 가능하였던 사례입니다.

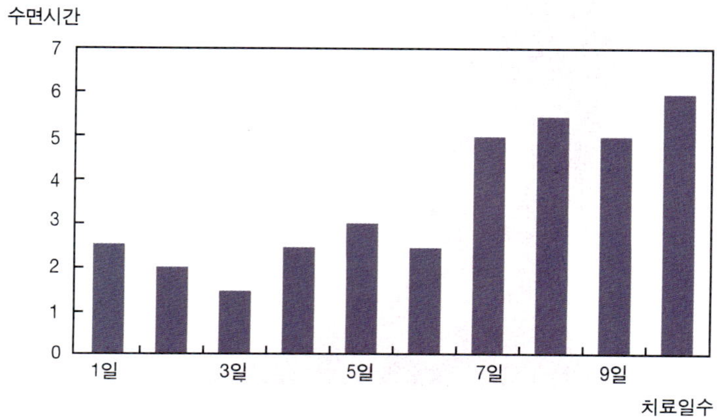

불면증 치료 사례 3)

71세 남성 뇌경색 환자로 발병 이후 2시간 이상 수면을 취하지 못하는 불면증에 시달렸으며 수면제를 복용해도 잘 듣지 않는 상태였습니다. 고침무우산高枕無憂散을 처방받은 후 하루 4시간 이상 수면을 취할 수 있었습니다.

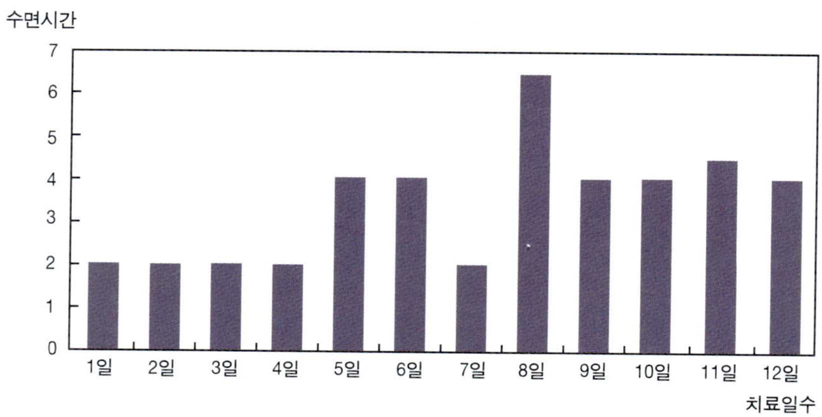

18. 중풍을 앓은 후 욕창이 생겼어요. 한방적으로 치료할 수 있나요?

중풍을 심하게 앓아 혼자서 몸을 가누기 어려운 환자는 오랫동안 누워있어야 하기 때문에 살이 짓눌려서 욕창이 생기게 됩니다. 욕창이 발생하면 환자의 회복도 늦을 뿐 아니라 감염의 위험성도 상당히 높아지므로 예방이 필요한데 이런 경우 최소한 2시간에 1번 이상 체위를 바꿔주어야 하며 통풍이 잘 되게 하는 것이 중요합니다.

저자는 74세 남성 뇌경색 환자의 꼬리뼈 부근에 생긴 욕창에 대해 탄소봉을 이용하여 종합가시광선을 쪼여 자연치유력을 보다 효과적으로 높여줌으로써 약 $4 \times 5cm^2$ 정도 크기의 욕창을 1개월 후 $2 \times 3cm^2$ 정도로 줄였음을 학계에 보고한 바 있습니다.

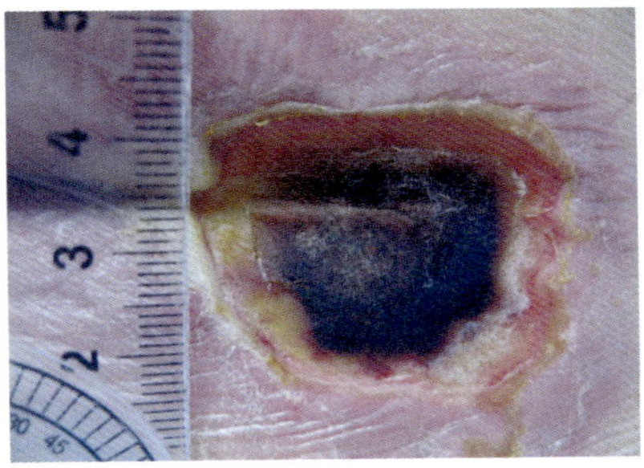

치료 전

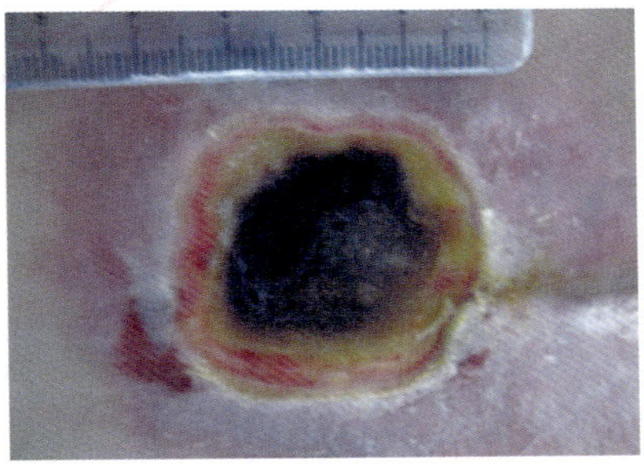

치료 10일 후

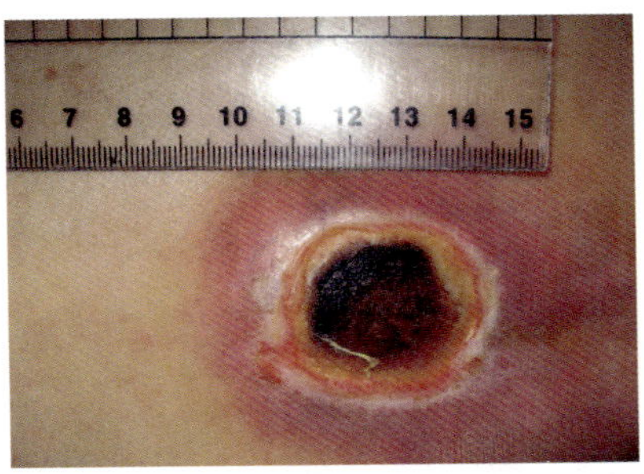

치료 20일 후

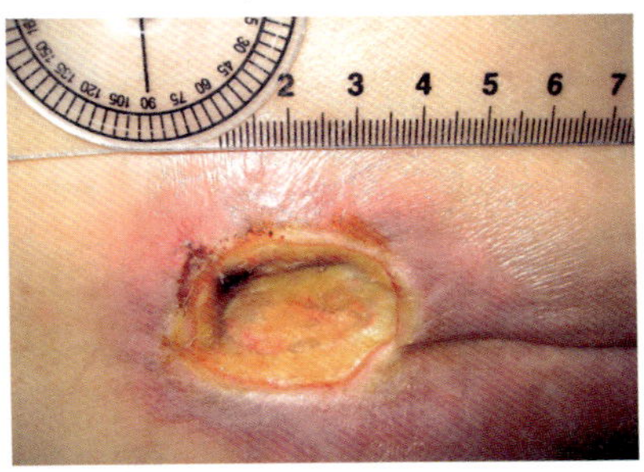

치료 30일 후

19. 중풍 때문에 머리가 아픈데 한약으로 치료할 수 있나요?

치료사례를 말씀드리겠습니다. 60세 남성 뇌경색 환자가 발병 다음날부터 종일 지속되는 비박동성, 압박감, 둔한 양상으로 두통이 있어 불면을 호소하였습니다. 진통제를 복용하였으나 통증에 반응 없었던 중 청상사화탕淸上瀉火湯이라는 한약치료를 받으면서 통증이 없어지고 수면시간도 늘어났었습니다.

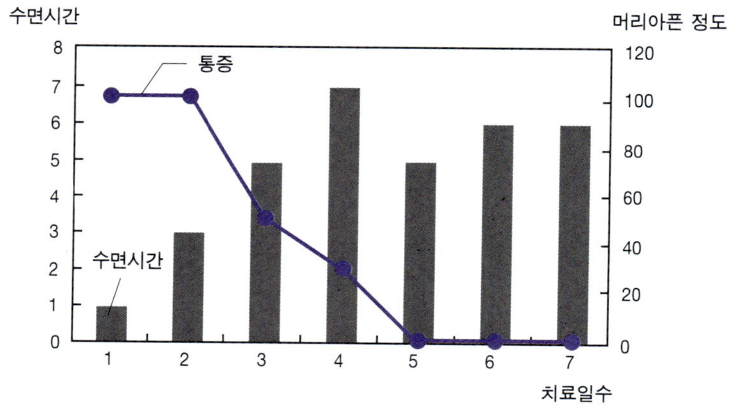

다음은 57세 남성 뇌경색 환자로 지속적인 두통과 이로 인한 불면에 시달리던 중 청상사화탕을 복용하면서 두통이 가라앉고 수면시간이 늘어난 사례를 보여주고 있습니다.

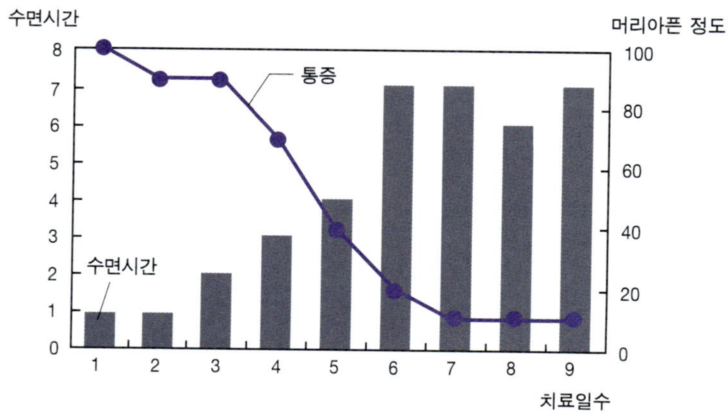

다음사례는 뇌출혈이 있던 남성 31세 환자로 재활치료에 지장을 줄 정도로 두통이 심하고 불면양상을 보이던 중 청상사화탕을 복용하면서 두통과 불면이 개선된 경우입니다.

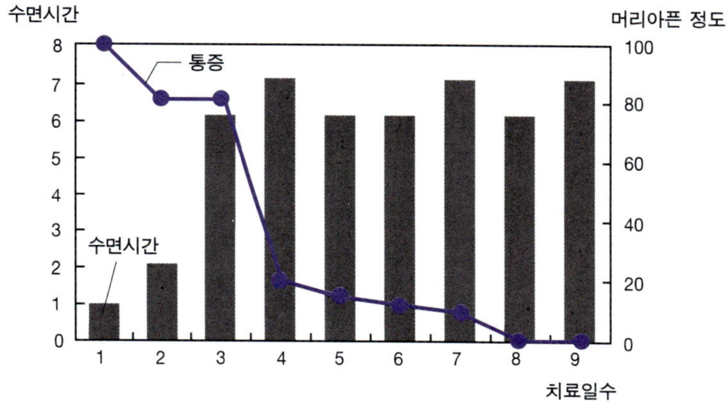

20. 중풍 때문에 어지러운데 한방으로 치료될 수 있나요?

소뇌나 연수, 즉 뇌의 뒷부분과 아랫부분의 병소로 중풍이 왔을 경우에 어지럼증이 대표적인 증상입니다. 이 경우 증상이 완고하여 잘 치유되지 않고 오랫동안 고생하게 되며 현대 의학적으로 이렇다 할 치료법이 없는 경우입니다. 그러나 환자의 체질과 상태를 고려한 한약치료가 도움이 되는 경우가 많은데 아래 사례를 말씀드리겠습니다.

69세 여성이 아래 MRI사진과 같이 연수경색pontine infarction으로 인해 심한 어지럼증을 호소하여 앉아 있기도 힘들어 했으며 속이 메슥거려 식사가 거북할 정도였습니다. 정전가미이진탕正傳加味二陳湯을 복용한 이후로는 어지럼증이 눈에 띄게 줄어들어 약 열흘 후에는 혼자 걸어 다닐 수 있고 속이 메슥거리는 증상도 사라져 식사량도 정상을 되찾게 되었습니다.

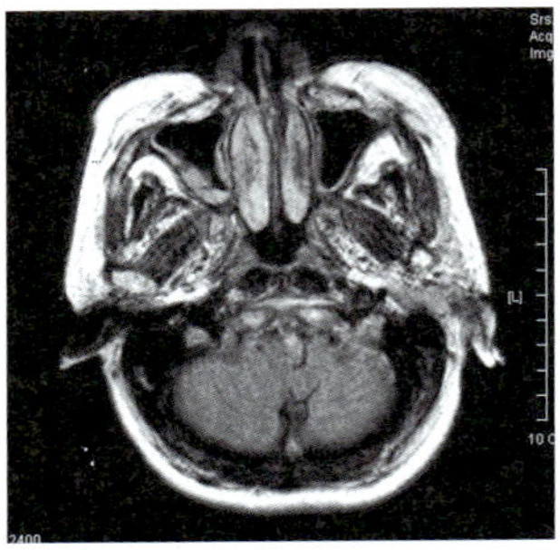

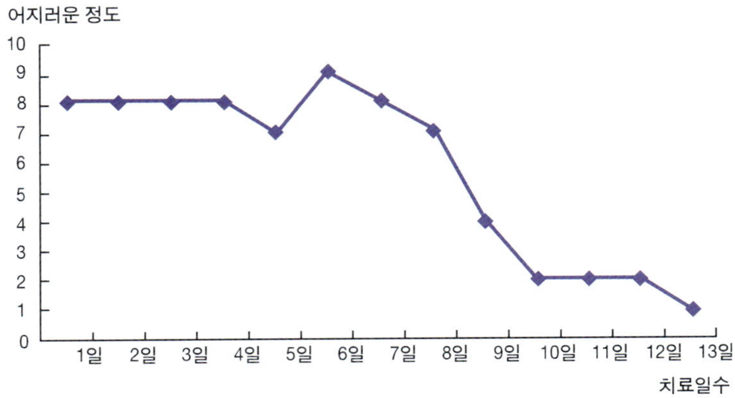
어지러운 정도
10
9
8
7
6
5
4
3
2
1
0
1일 2일 3일 4일 5일 6일 7일 8일 9일 10일 11일 12일 13일
치료일수

주석

1. 이경진, 김재홍, 문상관, 조기호, 김영석, 배형섭, 이경섭. 뇌졸중의 폐렴 합병증에 대한 시경반하탕의 치험 1례. 경희의학, 1999;15(1):107~112.

2. 노기환, 최동준, 조기호. 뇌졸중 환자의 요로감염 합병증에 대한 금목팔정산의 임상효과. 한방성인병학회지, 1999;5(1):286~295.

3. 정우상, 문상관, 고창남, 조기호, 김영석, 배형섭, 이경섭. 뇌졸중 환자의 요로감염 합병증에 대한 금목팔정산의 임상효과. 경희의학. 1998;14(2):184~190.

4. 김정진, 한진안, 조기호. 중풍환자의 급성요도염에 대하여 단독한방처방 투여로 치료한 1례. 한방내과학회지. 2002;23(2):286~291.

5. 양대진, 류순현, 조기호. 반하후박탕으로 호전된 중풍환자 연하장애 3예. 한방내과학회 학술대회 논문집. 2001:86~89.

6. 김정열, 김정진, 최요섭, 나병조, 정우상, 문상관. 뇌졸중환자 소변실금에 대한 마황효과. 한방내과학회 학술대회논문집. 2003:114~124.

7. 윤상필, 김태경, 김이동, 김태훈, 정우상, 문상관, 이경섭. 중풍환자 배뇨곤란에 대한 구치료 효과. 한방내과학회지, 2003;24(3):651~661.

8. 강경숙, 정은정, 문상관, 고창남, 조기호, 김영석, 배형섭, 이경섭. 중풍환자의 배뇨장애에 대한 구치료의 효과. 대한한의학회지, 2000;21(4):236~241.

9. 김태훈, 나병조, 이준우, 이차로, 박영민, 최창민, 선종주, 정우상, 문상관, 박성욱, 조기호. 중풍환자의 연하장애에 전중혈 구치료가 미치는 효과. 한방내과학회지, 2005;26(2):353~359.

10. Woo-sang Jung, Sang-Kwan Moon, Seong-Uk Park, Chang-Nam Ko, Ki-Ho Cho. Clinical Assessment of Usefulness, Effectiveness and Safety of Jackyakamcho-tang(Shaoyaogancao-tang) on Muscle Spasm and Pain : A case Series, The American Journal of Chinese Medicine 2004;32(4):611~620.

11. Young-Suk Kim, Sang-Ho Lee, Woo-sang Jung, Seong-Uk Park, Sang-Kwan

Moon, Chang-Nam Ko, Ki-Ho Cho, Hyung-Sup Bae. Intradermal Acupuncture on the Shen-Men and the Nei-Kuan Acupoints in the Patients With Insomnia After Stroke, The American Journal of Chinese Medicine, 2004;32(5):771~778.

12. 김태훈, 나병조, 이준우, 이차로, 박영민, 최창민, 선종주, 정우상, 문상관, 박성욱, 조기호. 중풍환자의 연하장애에 전중혈 구치료가 미치는 효과. 한방내과학회지 2005;26(2):353~359.

13. 오늘의 한방중풍치료. 서울, 서원당, 3003

14. 윤상필, 김태경, 김이동, 김태훈, 정우상, 문상관, 이경섭. 중풍환자 배뇨곤란에 대한 구치료 효과. 한방내과학회지, 2003;24(3):651~661.

15. 정재한, 정우상, 박성욱, 문상관, 고창남, 박정미, 조기호. 마비성 장폐색환자의 청폐사간탕 투여3례보고. 추계한방내과학회 학술대회 초록집. 2006:56~63.

16. 황재웅, 김창현, 민인규, 최창민, 고창남. 탄소봉을 이용한 욕창환자의 치험 1례 2006;7(1):83~87.

한방 전문의와 함께하는

중풍 Q&A

제8장

중풍의 예방은 어떻게 하나요?

제8장_ 중풍의 예방은 어떻게 하나요?

1. 어떤 사람이 중풍에 잘 걸리나요?

뇌 속의 혈액순환을 방해하거나 뇌혈관을 손상시킬 수 있는 원인이 있는 사람이 중풍이 발병하기 쉽습니다. 제2장 중풍의 발생 원인에서도 설명 드렸지만 즉, 고혈압, 당뇨, 고지혈증, 심방세동 등의 심장질환이 있는 경우 발병 위험이 높아지며 특히 흡연자의 경우 중풍 발생 위험률이 더 높아집니다.

아래는 1948년부터 미국 Massachusetts의 Framingham에서 5천여 명 이상을 대상으로 50여 년간 추적 조사하여 각 중풍 위험인자별 5년 이내 중풍 발생 위험도 증가를 나타낸 것으로Framingham Cohort Study 한국을 비롯한 세계 각국에서 가장 많이 참조로 이용되는 자료입니다.

위험인자	조건	5년 이내 중풍 발생 위험도 증가(%)*
연령	55세부터	8
	65세부터	16
	75세부터	32
	85세부터	55
	95세부터	80
혈압 (수축기)	120 mmHg부터	8
	150 mmHg부터	10
	190 mmHg부터	12
당뇨	당뇨병이 있으면	11
흡연	과거 또는 현재 피우고 있으면	13
중풍	과거 중풍을 앓은 경험이 있으면	8
심장병	심방세동, 심부전, 판막질환이 있으면	9~13

* 5년 이내 중풍 발생 위험도 증가(%)는 다른 위험인자가 없을 때를 가정한 단독수치입니다. 각 위험인자가 병발되어 있으면 위험도는 단순 합과는 다를 수 있습니다.

2. 평소 건강한 사람도 중풍을 조심해야 하나요?

물론입니다. 일본에서 건강인 13,180명에 대해 중풍 검진으로 MRI를 시행한 결과 약 30%에서 뇌경색, 동맥경화 등 중풍 관련결과가 나온바 있어, 일반인에게도 중풍이 남의 얘기가 아니라는 것을 시사해줍니다.

MRI검사상 중풍발견율 소견

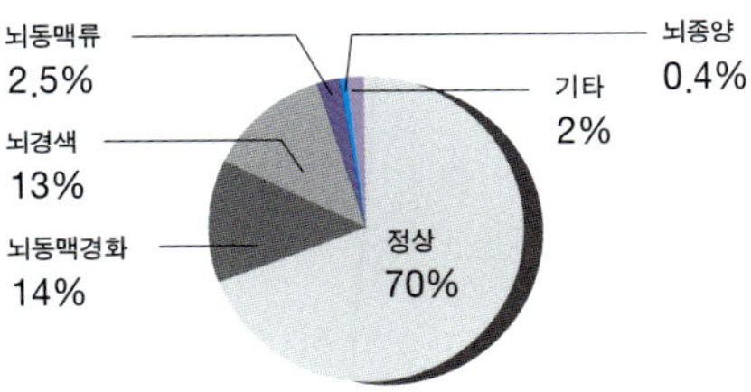

아카사카 파크빌 뇌신경외과
도쿄뇌검진센터, 일본

연령대별 MRI검사상 중풍발견율 소견

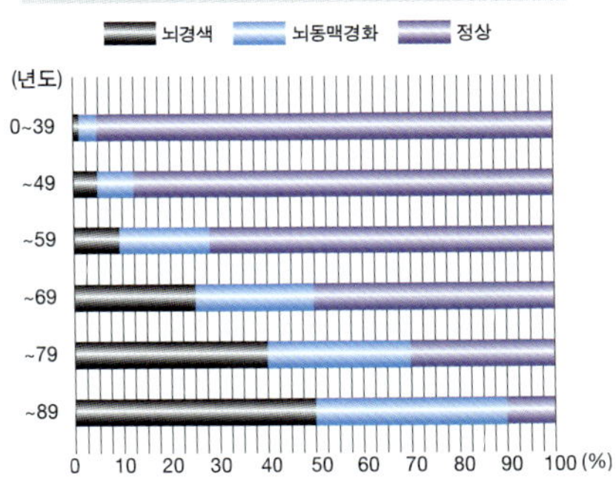

3. 저는 얼마나 중풍 위험이 있나요?

아래의 중풍 위험도 테스트에서 점수의 총합이 120점 이상이면 위험의 적신호이므로 병원을 방문하셔서 중풍에 대한 검진을 받으시는 것이 좋습니다.

중풍 위험도 테스트

- 나이가 60세를 넘습니까? ··· 50점
- 혈압이 높습니까(160/95)? ··· 40점
- 부모님이 중풍이나 고혈압이 있습니까? ··· 30점
- 당뇨병이 있습니까? ··· 20점
- 술, 동물성 기름기, 짠 음식을 많이 먹습니까? ··· 20점
- 비만한 편입니까? ··· 10점
- 담배를 하루에 10개비 이상 피우십니까? ··· 10점
- 심장에 부정맥이 나타납니까? ··· 10점
- 운동이 부족하다고 생각하십니까? ··· 5점
- 스트레스가 많은 편입니까? ··· 5점

총점

- **80점 이하(청신호) :** 아직까지는 괜찮습니다만, 혹 중풍 위험인자가 있다면 꾸준히 관리를 받으시기 바랍니다.
- **80~120점(황신호) :** 중풍 위험인자를 꾸준히 관리하시고 생활습관의 개선 등 예방을 위한 노력이 필요합니다.
- **120점 이상(적신호) :** 중풍 발생위험이 있습니다. 병원을 방문하셔서 적절한 진료를 받으시는 것이 좋겠습니다.

중풍이 의심될 때 할 수 있는 검사들(제 4장 참조)

검사종류	장점	단점	보험	그림
CT	· 뇌출혈, 뇌종양을 쉽게 발견 · 검사기간 단축	· 뇌경색 확인 어려움	가능	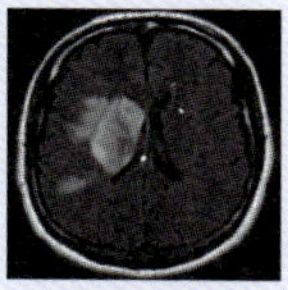
PET-CT	· 뇌의 기능적 이상을 쉽게 발견 · 암등의 진단에 응용됨	· 뇌졸중의 진단에 MRI만큼 민감하지 않음	미적용	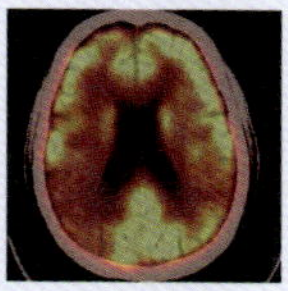
MRI	· 방사선 해가 거의 없음 · 급성기 뇌경색 및 소공경색도 확인 가능	· 초기 뇌출혈 확인 어려움	가능	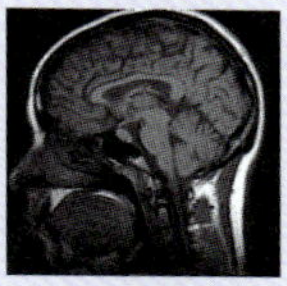
MRA	· 뇌혈관의 기형 및 협착여부 확인 가능	· 폐쇄공포증, 심장박동기 환자 검사 불가능	가능	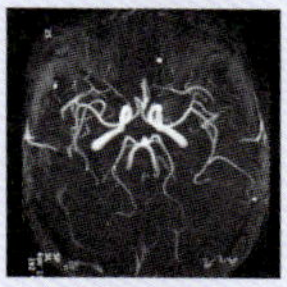
경동맥 초음파검사	· 간편하게 경동맥의 동맥경화 상태를 확인 가능	· 뇌혈관의 상태를 모두 파악할 수는 없음	미적용	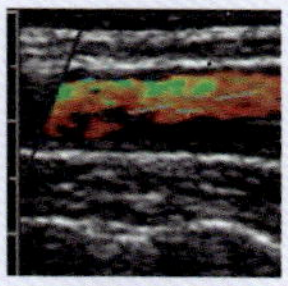
TCD (뇌혈류검사)	· 뇌혈류의 흐름 확인 가능	· 뇌 자체의 병변확인은 어려움	미적용	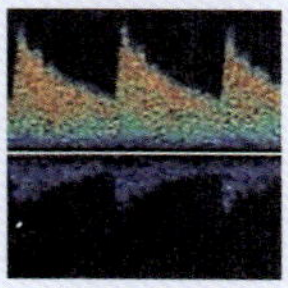
CAVI (혈맥어혈검사)	· 간편하게 전신적인 동맥경직도를 확인 가능	· 국소적인 혈관상태는 파악할 수 없음	미적용	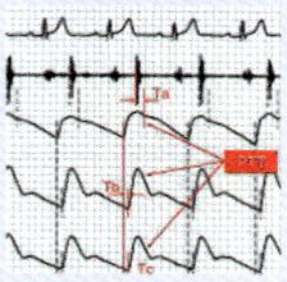

4. 중풍을 예측할 수 있는 프로그램이 있나요?

네, 중풍예방프로그램은 중풍예방클리닉에서 검진 받은 결과가 앞으로의 건강에 어느 정도 영향을 미치는가를 평균치와 희망치를 비교하여 함께 나타냄으로써 환자 스스로 자각하여 중풍예방에 힘쓸 것을 목적으로 도입한 프로그램입니다.

현재까지 국내에서는 중풍 위험도 예측에서 미국 Framingham study 결과를 응용하여 사용하고 있으나, 서양인을 기준으로 한국인에게 바로 적용하기가 어려우나 본 예측 프로그램은 일본인의 자료를 토대로 작성된 것으로서 같은 동양인인 한국인에게 보다 더 적합하다고 할 수 있습니다.

본 프로그램은 일본 이바카키현에서 1993년 건강검진을 받은 96,000명의 예후를 10년간 추적 조사하여 관찰한 결과를 쯔쿠바대학에서 분석한 것으로 동양 최초의 대규모 과학적 역학조사 데이터에 기초하여 개발된 프로그램입니다.

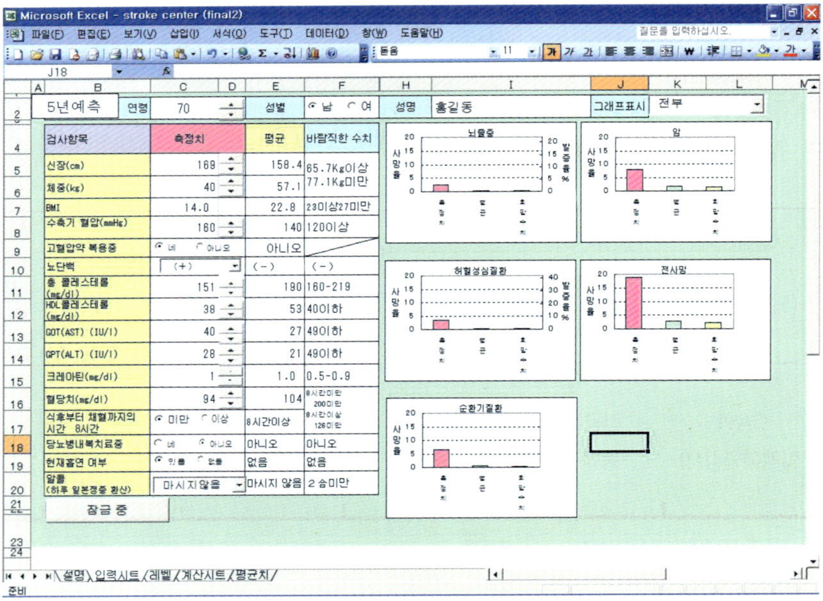

5. 중풍을 예방하려면 어떻게 해야 하나요?

위험인자에 대한 관리가 필수적입니다. 55세 이상의 연령에서는 적어도 매년 정기검진을 받으시는 것이 좋으며, 혈압이나 당뇨, 또는 심장병이 있는 경우는 적극적으로 치료에 임해야 합니다. 일반적으로 짠 음식은 혈압을 상승시킬 수 있으므로 가급적 싱거운 음식을 섭취하는 것이 좋으며 너무 맵거나 단 음식 등도 피하는 것이 좋습니다. 중풍예방을 위해서 금연은 절대적으로 필요하며 규칙적인 운동이 필요합니다. 매일 30분 이상씩 체력의 70% 정도를 소모하여 땀이 나고 약간 숨이 차는 정도의 운동을 꾸준히 하는 것이 효과적입니다.

양방에서는 아스피린 등 항혈소판제를 투여하여 피가 엉기는 것을 방지해 중풍예방차원에서 사용하고 있으며 한방에서는 각 개인의 체질과 상태에 따라 기혈氣血의 부조화를 보정함으로써 중풍예방에 기여하고 있습니다. 특히, 청혈단淸血丹은 항동맥경화 효과, 항산화 효과 및 뇌신경세포 보호효과가 있는 것으로 규명되었고, 임상에서도 중풍환자의 재발률을 현저하게 낮추어 중풍예방효과가 규명되고 있습니다.

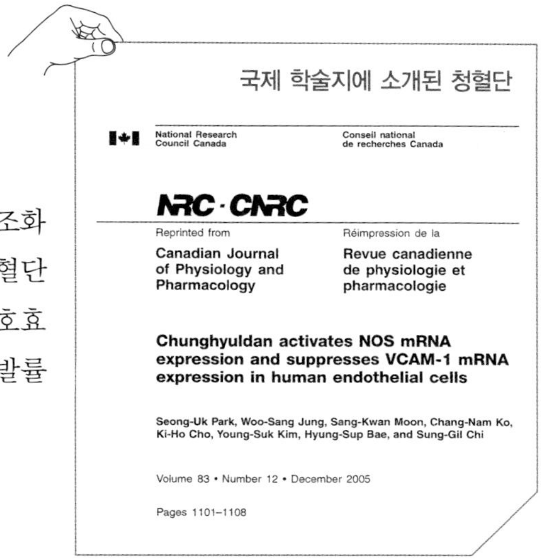
국제 학술지에 소개된 청혈단

National Research Council Canada | Conseil national de recherches Canada

NRC · CNRC

Reprinted from | Réimpression de la

Canadian Journal of Physiology and Pharmacology | Revue canadienne de physiologie et pharmacologie

Chunghyuldan activates NOS mRNA expression and suppresses VCAM-1 mRNA expression in human endothelial cells

Seong-Uk Park, Woo-Sang Jung, Sang-Kwan Moon, Chang-Nam Ko, Ki-Ho Cho, Young-Suk Kim, Hyung-Sup Bae, and Sung-Gil Chi

Volume 83 • Number 12 • December 2005

Pages 1101–1108

6. 청혈단은 무엇인가요?

청혈단은 탁해진 피血를 맑게 한다淸는 뜻으로 중풍에 치료효과가 있는 한약재를 에탄올로 추출하여 높은 유효성분을 함유하고 있으며 이를 동결건조하여 캡슐화함으로써 복용이 편리하도록 저자들이 개발한 한방 중풍예방약제입니다. 청혈단은 콜레스테롤 합성을 억제하며 항산화 효과, 뇌신경 보호효과 및 항동맥경화 효과가 있어 중풍의 예방에 사용할 수 있으며 실제 임상시험에서도 150여명의 중풍환자가 2년 이상 복용한 결과 높은 중풍재발 억제율을 보였습니다.

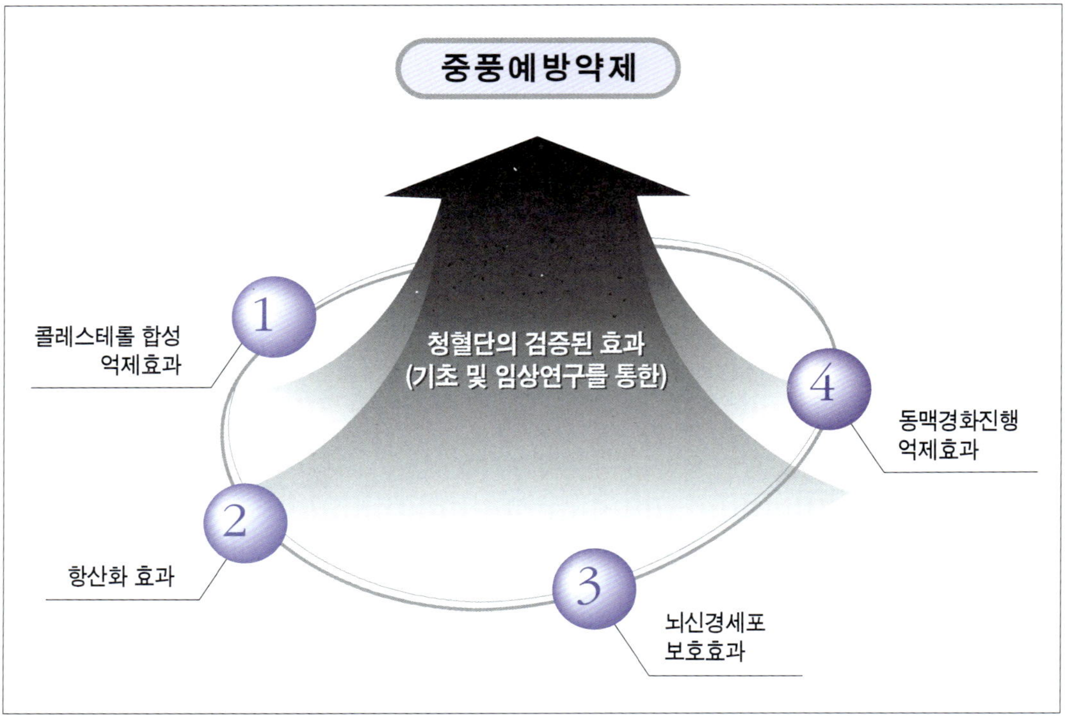
중풍예방약제
청혈단의 검증된 효과
(기초 및 임상연구를 통한)
1
콜레스테롤 합성
억제효과
2
항산화 효과
3
뇌신경세포
보호효과
4
동맥경화진행
억제효과

주석

1. Cho KH, Jung WS, Park SU, Moon SK, Kim YS, Hae HS: Clinical Assessment on the Safety of Chunghyul-dan(Qingxie-dan). J Kor Orient Med 2003;24(3):45~50.

2. Cho KH, Kang HS, Jung WS, Park SU, Moon SK: Efficacy and Safety of Chunghyul-dan(Qingxie-dan) in Patients with Hypercholesterolemia. Am J Chin Med 2005;33(2):241~248.

3. Ki-Ho Cho, Young-Suk Kim, Hyung-Sup Bae, Sang-Kwan Moon, Woo-sang Jung, Eun-Kyung Park, and Dong-Hyun Kim. Inhibitory Effect of Chunghyuldan in Prostaglandin E2 and Nitric Oxide Biosynthesis of Lipopolysaccharide-Induced RAW 264.7 Cell. Biol. Pharm. Bull. 2004;27(11):1810~1813.

4. Seong-Uk Park, Woo-Sang Jung, Sang-Kwan Moon, Chang-Nam Ko, Ki-Ho Cho, Young-Suk Kim, Hyung-Sup Bae, Sung-Gin Ji. Chunghyuldan activates NOS and mRNA expression and suppresses VCAM-1 mRNA expression in human endothelial cells. Can. J. Physiol. Pharmacol. 2005;83(12):1101~1108.